Paleo Power 2023

Gezonde en Heerlijke Recepten voor een Sterk Lichaam en Gezonde Geest

Keano Meijer

Inhoudsopgave

Aziatische Rundvlees En Groente Roerbak 10
Filets met cederhouten planken met Aziatische slather en slaw 12
In de pan geschroeide Tri-Tip Steaks met Bloemkool Peperonata 15
Flat-Iron Steaks au Poivre met Champignon-Dijon Saus 17
Biefstuk 17
Saus 17
Gegrilde Flat-Iron Steaks met Chipotle-gekarameliseerde uien en salsasalade 20
Biefstuk 20
Salsa Salade 20
Gekarameliseerde uien 20
Gegrilde Ribeyes Met Kruidige Ui En Knoflookboter 23
Ribeye Salade Met Gegrilde Bieten 25
Korte ribben in Koreaanse stijl met gebakken gemberkool 27
Rundvlees Shortribs met Citrus-Venkel Gremolata 30
Ribben 30
In de Pan Geroosterde Pompoen 30
Gremolata 30
Rundvleespasteitjes in Zweedse stijl met mosterd-dille-komkommersalade 33
Komkommer salade 33
Burgers 33
Gesmoorde Beefburgers op Rucola met Geroosterde Wortelgroenten 37
Gegrilde Beefburgers Met Tomaten In Sesamkorst 40
Burgers on a Stick met Baba Ghanoush Dipsaus 42
Rokerige Gevulde Paprika's 44
Bison Burgers Met Cabernet Uien En Rucola 47
Bison en lamsvlees Loaf op snijbiet en zoete aardappelen 50
Bizon Gehaktballetjes Met Appel-Bessensaus Met Courgette Pappardelle 53
Gehaktballen 53
Appel-Bessensaus 53
Courgette Pappardelle 53
Bison-Eekhoorntjesbrood Bolognese Met Geroosterde Knoflook Spaghetti Squash
 56

Bizon Chili con Carne 59
Marokkaans gekruide bizonsteaks met gegrilde citroenen 61
Herbes de Provence-Gewreven Bison Sirloin Roast 63
In koffie gestoofde korte ribben van bizons met mandarijngremolata en puree van knolselderij 65
Marinade 65
Smoren 65
Rundvlees Bot Bouillon 68
Tunesische gekruide varkensschouder met pittige zoete aardappelfrietjes 70
Varkensvlees 70
Patat 70
Cubaanse gegrilde varkensschouder 73
Varkensrollade met Italiaanse Kruiden en Groenten 76
Varkensvleesmol uit de slowcooker 78
Met karwij gekruide stoofpot van varkensvlees en pompoen 80
Met Fruit Gevulde Top Loin Roast Met Brandewijn Saus 82
Gebraden 82
Brandewijn Saus 82
Varkensgebraad in Porchetta-stijl 85
Tomatillo-gestoofde varkenslende 87
Met Abrikoos Gevulde Varkenshaas 89
Kruidenkorst Varkenshaasje Met Krokante Knoflookolie 91
Indisch gekruid varkensvlees met kokossaus 93
Varkensvlees Scaloppini Met Gekruide Appels En Kastanjes 94
Varkensvlees Fajita Roerbak 97
Varkenshaasje met Port en Pruimen 98
Moo Shu-stijl varkensvlees in slabekers met snel ingemaakte groenten 100
Ingemaakte Groenten 100
Varkensvlees 100
Varkenskarbonades met macadamia's, salie, vijgen en puree van zoete aardappelen 102
Koekenpan-geroosterde rozemarijn-lavendel varkenskarbonades met druiven en geroosterde walnoten 104
Varkenskarbonades alla Fiorentina met Gegrilde Broccoli Rabe 106
Met Escarole Gevulde Varkenskarbonades 109
Varkenskarbonades met een korst van Dijon-Pecannoten 112

Walnoot-Crusted Varkensvlees Met Blackberry Spinazie Salade 114

Varkensschnitzel Met Zoetzure Rode Kool 116

Kool 116

Varkensvlees 116

Gerookte Baby Back Ribs met Appel-Mosterd Dweilsaus 118

Ribben 118

Saus 118

Oven BBQ Landelijke varkensribbetjes met verse ananassla 121

Pittige Varkensgoulash 123

Goulash 123

Kool 123

Italiaanse Worst Gehaktballetjes Marinara Met Gesneden Venkel En Ui Sauté 125

Gehaktballen 125

Marinara 125

Met Varkensvlees Gevulde Courgettebootjes Met Basilicum En Pijnboompitten .. 128

Curry Varkensvlees en Ananas "Noodle" Bowls met Kokosmelk en Kruiden 130

Pittige gegrilde varkenspasteitjes met pittige komkommersalade 132

Courgette-korstpizza met zongedroogde tomatenpesto, paprika en Italiaanse worst
.... 134

Gerookte Citroen-Koriander Lamsbout Met Gegrilde Asperges 137

Lam Hot Pot 139

Lamsstoofpot met knolselderijnoedels 141

Franse lamskoteletten met chutney van granaatappel en dadel 143

Chutney 143

Lamskoteletjes 143

Chimichurri Lamskarbonades met Gesauteerde Radicchio Slaw 145

Ancho-en-salie-gewreven lamskoteletjes met wortel-zoete aardappelremoulade
.... 147

Lamskoteletjes met sjalot, munt en oregano rub 149

Lam 149

Salade 149

Met tuin gevulde lamsburgers met rode pepercoulis 151

Rode Paprika Coulis 151

Hamburgers 151

Lamskoteletten met dubbele oregano en tzatzikisaus 154

Lam Kabobs 154
Tzatziki-saus 154
Gebraden Kip Met Saffraan En Citroen 156
Spatchcocked Kip Met Jicama Slaw 158
Kip   158
Sla   158
Geroosterde achterhand van kip met wodka, wortel en tomatensaus 161
Poulet Rôti en Rutabaga Frites 163
Triple-Mushroom Coq au Vin met bieslookpuree Rutabagas 165
Perzik-brandewijn-geglazuurde drumsticks 168
Perzik-brandewijn glazuur 168
In Chili Gemarineerde Kip Met Mango-Meloen Salade 170
Kip   170
Salade 170
Tandoori-stijl Kippenpoten met Komkommer Raita 173
Kip   173
Komkommer Raita 173
Kippencurry met wortelgroenten, asperges en groene appel-muntsaus 175
Gegrilde Kip Paillard Salade Met Frambozen, Bieten En Geroosterde Amandelen 177
Met Broccoli Rabe Gevulde Kippenborsten Met Verse Tomatensaus En
    Caesarsalade 180
Gegrilde Kip Shoarma Wraps Met Gekruide Groenten En Pijnboompittendressing
    183
In de oven gestoofde kippenborsten met champignons, knoflookpuree van
    bloemkool en geroosterde asperges 185
Kippensoep in Thaise Stijl 187
Geroosterde Kip Met Citroen En Salie Met Andijvie 189
Kip Met Sjalotten, Waterkers En Radijs 192
Kip tikka masala 194
Ras el Hanout Kippendijen 197
Star Fruit Adobo Kippendijen over Gestoofde Spinazie 199
Kip-Poblano Kool Taco's Met Chipotle Mayo 201
Kippenstoofpotje met babyworteltjes en paksoi 203
Cashew-sinaasappel Kip en Paprika Roerbak in Sla Wraps 205
Vietnamese Kip Kokos-Citroengras 207
Gegrilde Kip En Appel Escarole Salade 210

Toscaanse kippensoep met boerenkoollinten ... 212
Kip Larb ... 214
Kipburgers met Szechwan Cashewsaus ... 216
Szechwan Cashewsaus ... 216
Turkse Kip Wraps ... 218
Spaanse Cornish-kippen ... 220
Met pistache geroosterde kippen uit Cornwall met salade van rucola, abrikoos en venkel ... 222
Eendenborst Met Granaatappel En Jicama Salade ... 226
Geroosterde Kalkoen Met Garlicky Mashed Roots ... 228
Gevulde Kalkoenfilet Met Pestosaus En Rucola Salade ... 231
Gekruide Kalkoenfilet Met Kersen BBQ Saus ... 233
In wijn gestoofde kalkoenhaas ... 235
In de pan gebakken kalkoenfilet met bieslook-scampisaus ... 238
Gestoofde Kalkoenpoten Met Wortelgroenten ... 240
Gekruid kalkoengehaktbrood met gekarameliseerde uienketchup en geroosterde koolpartjes ... 242
Turkije Posole ... 244
Bouillon van kippenbotten ... 246
Groene Harissa Zalm ... 249
Zalm 249
Harissa ... 249
Gekruide Zonnebloempitten ... 249
Salade ... 249
Gegrilde Zalm Met Gemarineerde Artisjokhart Salade ... 253
Flash-geroosterde Chili-salie zalm met groene tomatensalsa ... 255
Zalm 255
Groene Tomatensalsa ... 255
Geroosterde Zalm en Asperges en Papillote met Citroen-Hazelnoot Pesto ... 258
Met kruiden gewreven zalm met champignon-appelpansaus ... 260
Sole en Papillote met Julienne Groenten ... 263
Rucola Pesto Vistaco's met Smoky Lime Cream ... 265
Tong Met Amandelkorst ... 267
Gegrilde kabeljauw- en courgettepakketjes met pittige mango-basilicumsaus ... 270
In Riesling Gepocheerde Kabeljauw Met Pesto Gevulde Tomaten ... 272

Geroosterde kabeljauw met pistache-korianderkorst over gebroken zoete aardappelen 274
Kabeljauw van rozemarijn en mandarijn met geroosterde broccoli 276
Curry Kabeljauwsla Wraps Met Ingemaakte Radijsjes 278
Geroosterde Schelvis Met Citroen En Venkel 280
Pecan-Crusted Snapper Met Remoulade En Cajun-Stijl Okra En Tomaten 282
Dragon Tonijn Pasteitjes Met Avocado-Citroen Aïoli 285
Gestreepte Bastajine 288
Heilbot in Knoflook-Garnalensaus met Soffrito Collard Groenen 290
Bouillabaisse van zeevruchten 292
Klassieke Garnalen Ceviche 294
Kokosnoot-Crusted Garnalen En Spinazie Salade 297
Tropische Garnalen en Jacobsschelp Ceviche 299
Jamaicaanse gemarineerde garnalen met avocado-olie 301
Garnalen Scampi Met Verwelkte Spinazie En Radicchio 302
Krabsalade Met Avocado, Grapefruit En Jicama 304
Cajun Lobster Tail Kook met Dragon Aïoli 306
Mosselen Frites Met Saffraan Aïoli 308
Frites van Pastinaak 308
Saffraan Aïoli 308
Mosselen 308

AZIATISCHE RUNDVLEES EN GROENTE ROERBAK

VOORBEREIDING: 30 minuten koken: 15 minuten maakt: 4 porties

VIJFKRUIDENPOEDER IS EEN ZOUTVRIJE KRUIDENMELANGEVEEL GEBRUIKT IN DE CHINESE KEUKEN. HET BESTAAT UIT GELIJKE DELEN GEMALEN KANEEL, KRUIDNAGEL, VENKELZAAD, STERANIJS EN SZECHWAN-PEPERKORRELS.

- 1½ pond runderbiefstuk zonder been of runderbiefstuk zonder been, gesneden van 2,5 cm dik
- 1½ theelepel vijfkruidenpoeder
- 3 eetlepels geraffineerde kokosolie
- 1 kleine rode ui, in dunne partjes gesneden
- 1 klein bosje asperges (ongeveer 12 ons), bijgesneden en in stukken van 3 inch gesneden
- 1½ kopje in julienne gesneden oranje en/of gele wortelen
- 4 teentjes knoflook, fijngehakt
- 1 theelepel fijngeraspte sinaasappelschil
- ¼ kopje vers sinaasappelsap
- ¼ kopje runderbottenbouillon (zie recept) of runderbouillon zonder zout
- ¼ kopje witte wijnazijn
- ¼ tot ½ theelepel gemalen rode peper
- 8 kopjes grof geraspte napakool
- ½ kopje ongezouten geschaafde amandelen of ongezouten grof gehakte cashewnoten, geroosterd (zie tip, pagina 57)

1. Indien gewenst, vries rundvlees gedeeltelijk in om gemakkelijker te snijden (ongeveer 20 minuten). Rundvlees in zeer dunne plakjes snijden. Meng in een grote kom rundvlees en vijfkruidenpoeder. Verhit in een grote wok of extra grote koekenpan 1 eetlepel kokosolie

op middelhoog vuur. Voeg de helft van het rundvlees toe; kook en roer gedurende 3 tot 5 minuten of tot ze bruin zijn. Doe het rundvlees in een kom. Herhaal met het resterende rundvlees en nog eens 1 eetlepel olie. Breng het rundvlees over in de kom met het andere gekookte rundvlees.

2. Voeg in dezelfde wok de resterende 1 eetlepel olie toe. Voeg ui toe; kook en roer gedurende 3 minuten. Voeg asperges en wortels toe; kook en roer gedurende 2 tot 3 minuten of tot de groenten knapperig zacht zijn. Voeg knoflook toe; kook en roer nog 1 minuut.

3. Combineer voor saus in een kleine kom sinaasappelschil, sinaasappelsap, runderbottenbouillon, azijn en geplette rode peper. Voeg de saus en al het rundvlees met sappen in de kom toe aan de groenten in de wok. Kook en roer gedurende 1 tot 2 minuten of tot het goed is opgewarmd. Breng de rundvleesgroenten met een schuimspaan over in een grote kom. Dek af om warm te blijven.

4. Kook de saus onafgedekt gedurende 2 minuten op middelhoog vuur. Voeg kool toe; kook en roer gedurende 1 tot 2 minuten of tot de kool net geslonken is. Verdeel de kool en eventueel kookvocht over vier serveerschalen. Bedek gelijkmatig met het rundvleesmengsel. Bestrooi met noten.

FILETS MET CEDERHOUTEN PLANKEN MET AZIATISCHE SLATHER EN SLAW

WEKEN:1 uur voorbereiding: 40 minuten grill: 13 minuten stand: 10 minuten maakt: 4 porties.

CHINESE KOOL WORDT SOMS CHINESE KOOL GENOEMD. HET HEEFT MOOIE, GEKREUKTE CRÈMEKLEURIGE BLADEREN MET FEL GEELGROENE UITEINDEN. HET HEEFT EEN DELICATE, MILDE SMAAK EN TEXTUUR - HEEL ANDERS DAN DE WASACHTIGE BLADEREN VAN KOOL MET RONDE KOP - EN HET IS NIET VERRASSEND DAT HET EEN NATUURPRODUCT IS IN GERECHTEN IN AZIATISCHE STIJL.

- 1 grote cederhouten plank
- ¼ ounce gedroogde shiitake-paddenstoelen
- ¼ kopje walnotenolie
- 2 theelepels gehakte verse gember
- 2 theelepels geplette rode peper
- 1 theelepel gemalen Szechwan-peperkorrels
- ¼ theelepel vijfkruidenpoeder
- 4 teentjes knoflook, fijngehakt
- 4 4- tot 5-ounce ossenhaas steaks, gesneden ¾ tot 1 inch dik
- Aziatische Slaw (zie recept, onderstaand)

1. Grillplank in water leggen; verzwaren en ten minste 1 uur laten weken.

2. Giet ondertussen voor Aziatische slather in een kleine kom kokend water over gedroogde shiitake-paddenstoelen; laat 20 minuten staan om te rehydrateren. Giet de champignons af en doe ze in een keukenmachine. Voeg walnootolie, gember, geplette rode peper, Szechuan-peperkorrels, vijfkruidenpoeder en knoflook toe. Dek af

en verwerk totdat de champignons zijn gehakt en de ingrediënten zijn gecombineerd; opzij zetten.

3. Laat de grillplank leeglopen. Voor een houtskoolbarbecue plaatst u medium hete kolen rond de omtrek van de barbecue. Plaats de plank op het grillrooster direct boven de kolen. Dek af en gril gedurende 3 tot 5 minuten of tot de plank begint te knetteren en te roken. Plaats steaks op het grillrooster direct boven kolen; grill gedurende 3 tot 4 minuten of tot ze dichtgeschroeid zijn. Leg de steaks op de plank, met de dichtgeschroeide kanten naar boven. Leg een plank in het midden van de grill. Verdeel Asian Slather over steaks. Dek af en gril gedurende 10 tot 12 minuten of tot een direct afleesbare thermometer die horizontaal in de steaks is gestoken, 130 ° F aangeeft. (Voor een gasgrill, verwarm de grill voor. Zet het vuur laag tot medium. Plaats de uitgelekte plank op het grillrooster; dek af en gril gedurende 3 tot 5 minuten of tot de plank begint te knetteren en te roken. Leg steaks op het grillrek gedurende 3 tot 4 minuten of tot Leg de steaks op de plank, met de dichtgeschroeide kant naar boven. Pas de grill aan voor indirect koken; plaats plankje met steaks over de brander die uit staat. Verdeel de slather over steaks. Dek af en gril gedurende 10 tot 12 minuten of tot een direct afleesbare thermometer die horizontaal in de steaks is gestoken, 130 ° F aangeeft.)

4. Haal de steaks van de grill. Bedek steaks losjes met folie; laat 10 minuten staan. Snijd steaks in plakjes van ¼ inch dik. Serveer biefstuk over Aziatische slaw.

Aziatische slaw: combineer in een grote kom 1 middelgrote napakool, in dunne plakjes gesneden; 1 kopje fijngesneden rode kool; 2 wortels, geschild en in juliennereepjes gesneden; 1 rode of gele paprika, ontpit en zeer dun gesneden; 4 lente-uitjes, in dunne plakjes gesneden; 1 tot 2 serranopepers, zonder zaadjes en fijngehakt (zie tip); 2 eetlepels gehakte koriander; en 2 eetlepels gehakte munt. Meng voor de dressing in een keukenmachine of blender 3 eetlepels vers limoensap, 1 eetlepel geraspte verse gember, 1 teentje gehakte knoflook en ⅛ theelepel vijfkruidenpoeder. Dek af en verwerk tot een gladde massa. Voeg terwijl de processor draait geleidelijk ½ kopje walnootolie toe en verwerk tot een gladde massa. Voeg 1 bosui, dun gesneden, toe aan de dressing. Sprenkel over slaw en gooi om te coaten.

IN DE PAN GESCHROEIDE TRI-TIP STEAKS MET BLOEMKOOL PEPERONATA

VOORBEREIDING: 25 minuten koken: 25 minuten maakt: 2 porties

PEPERONATA IS TRADITIONEEL EEN LANGZAAM GEROOSTERDE RAGUVAN PAPRIKA MET UI, KNOFLOOK EN KRUIDEN. DEZE SNEL GESAUTEERDE VERSIE - HARTIGER GEMAAKT MET BLOEMKOOL - FUNGEERT ZOWEL ALS SMAAKMAKER ALS BIJGERECHT.

2 4- tot 6-ounce tri-tip steaks, gesneden ¾ tot 1 inch dik

¾ theelepel zwarte peper

2 eetlepels extra vergine olijfolie

2 rode en/of gele paprika's, zonder zaadjes en in plakjes

1 sjalot, dun gesneden

1 theelepel Mediterrane Kruiden (zie recept)

2 kopjes kleine bloemkoolroosjes

2 eetlepels balsamicoazijn

2 theelepels geknipte verse tijm

1. Dep steaks droog met keukenpapier. Bestrooi steaks met ¼ theelepel zwarte peper. Verhit in een grote koekenpan 1 eetlepel olie op middelhoog vuur. Voeg steaks toe aan de koekenpan; zet het vuur laag tot medium. Bak steaks gedurende 6 tot 9 minuten voor medium rare (145°F), af en toe keren. (Als vlees te snel bruin wordt, zet dan het vuur lager.) Haal de steaks uit de koekenpan; dek losjes af met folie om warm te blijven.

2. Voeg voor de peperonata de resterende 1 eetlepel olie toe aan de koekenpan. Voeg de paprika en sjalot toe. Bestrooi met mediterrane kruiden. Kook op middelhoog vuur

ongeveer 5 minuten of tot de paprika's zacht zijn, af en toe roeren. Voeg bloemkool, balsamicoazijn, tijm en de resterende ½ theelepel zwarte peper toe. Dek af en kook gedurende 10 tot 15 minuten of tot de bloemkool zacht is, af en toe roeren. Doe de steaks terug in de koekenpan. Lepel peperonata-mengsel over steaks. Serveer onmiddellijk.

FLAT-IRON STEAKS AU POIVRE MET CHAMPIGNON-DIJON SAUS

VOORBEREIDING: 15 minuten koken: 20 minuten maakt: 4 porties

DEZE FRANS GEÏNSPIREERDE BIEFSTUK MET CHAMPIGNONSAUSKAN IN IETS MEER DAN 30 MINUTEN OP TAFEL STAAN, WAARDOOR HET EEN UITSTEKENDE KEUZE IS VOOR EEN SNELLE DOORDEWEEKSE AVONDMAALTIJD.

BIEFSTUK
- 3 eetlepels extra vergine olijfolie
- 1 pond kleine asperges, bijgesneden
- 4 6-ounce flat-iron (schouderblad zonder been) steaks *
- 2 eetlepels geknipte verse rozemarijn
- 1½ theelepel gemalen zwarte peper

SAUS
- 8 ons gesneden verse champignons
- 2 teentjes knoflook, fijngehakt
- ½ kopje runderbottenbouillon (zie_recept_)
- ¼ kopje droge witte wijn
- 1 eetlepel Dijon-stijl mosterd (zie_recept_)

1. Verhit in een grote koekenpan 1 eetlepel olie op middelhoog vuur. Asperges toevoegen; kook gedurende 8 tot 10 minuten of tot ze knapperig zijn, draai de speren af en toe om zodat ze niet verbranden. Leg asperges op een bord; dek af met folie om warm te blijven.

2. Bestrooi steaks met rozemarijn en peper; wrijf in met je vingers. Verhit in dezelfde koekenpan de resterende 2 eetlepels olie op middelhoog vuur. Biefstuk toevoegen; zet het vuur laag tot medium. Kook gedurende 8 tot 12

minuten voor medium rood (145°F), draai het vlees af en toe om. (Als vlees te snel bruin wordt, zet dan het vuur lager.) Haal het vlees uit de koekenpan en bewaar het vocht. Bedek steaks losjes met folie om ze warm te houden.

3. Voeg voor saus champignons en knoflook toe aan het vocht in de koekenpan; kook tot ze gaar zijn, af en toe roerend. Voeg bouillon, wijn en mosterd in Dijon-stijl toe. Kook op middelhoog vuur en schraap de gebruinde stukjes op de bodem van de koekenpan. Breng aan de kook; kook nog 1 minuut.

4. Verdeel de asperges over vier dinerborden. Top met steaks; lepel saus over de steaks.

*Opmerking: als je geen 6-ounce flat-iron steaks kunt vinden, koop dan twee 8- tot 12-ounce steaks en snijd ze doormidden om vier steaks te maken.

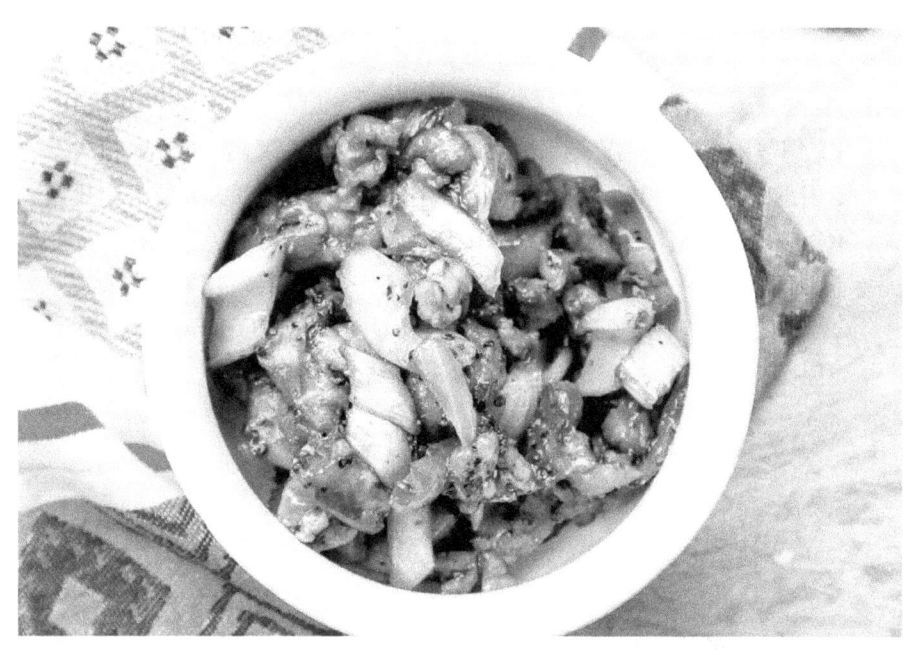

GEGRILDE FLAT-IRON STEAKS MET CHIPOTLE-GEKARAMELISEERDE UIEN EN SALSASALADE

VOORBEREIDING: 30 minuten marineren: 2 uur bakken: 20 minuten afkoelen: 20 minuten grillen: 45 minuten voor: 4 porties

FLAT-IRON STEAK IS RELATIEF NIEUWCUT PAS EEN PAAR JAAR GELEDEN ONTWIKKELD. GESNEDEN UIT HET SMAAKVOLLE KLAUWSTUK BIJ HET SCHOUDERBLAD, IS HET VERRASSEND MALS EN SMAAKT HET VEEL DUURDER DAN HET IS - WAT WAARSCHIJNLIJK DE SNELLE STIJGING IN POPULARITEIT VERKLAART.

BIEFSTUK

⅓ kopje vers limoensap

¼ kopje extra vergine olijfolie

¼ kopje grof gesneden koriander

5 teentjes knoflook, fijngehakt

4 6-ounce flat-iron (schouderblad zonder been) steaks

SALSA SALADE

1 pitloze (Engelse) komkommer (eventueel geschild), in blokjes

1 kopje in vieren gesneden druiventomaten

½ kopje in blokjes gesneden rode ui

½ kopje grof gesneden koriander

1 poblano chili, zonder zaadjes en in blokjes (zie tip)

1 jalapeño, zonder zaadjes en gehakt (zie tip)

3 eetlepels vers limoensap

2 eetlepels extra vergine olijfolie

GEKARAMELISEERDE UIEN

2 eetlepels extra vergine olijfolie

2 grote zoete uien (zoals Maui, Vidalia, Texas Sweet of Walla Walla)
½ theelepel gemalen chipotle chilipeper

1. Plaats steaks in een hersluitbare plastic zak in een ondiepe schaal; opzij zetten. Combineer limoensap, olie, koriander en knoflook in een kleine kom; giet over steaks in zak. Zegel zak; keer om te coaten. Marineer 2 uur in de koelkast.

2. Combineer voor salade komkommer, tomaten, ui, koriander, poblano en jalapeño in een grote kom. Gooi om te combineren. Klop voor de dressing in een kleine kom limoensap en olijfolie samen. Besprenkel dressing over groenten; gooien om te coaten. Dek af en zet in de koelkast tot het moment van serveren.

3. Verwarm voor uien de oven voor op 400°F. Bestrijk de binnenkant van een braadpan met wat olijfolie; opzij zetten. Snijd de uien in de lengte doormidden, verwijder de schil en snijd ze vervolgens kruislings in ¼ inch dik. Combineer in de braadpan de resterende olijfolie, de uien en de chipotle chilipeper. Dek af en bak gedurende 20 minuten. Dek af en laat ongeveer 20 minuten afkoelen.

4. Breng gekoelde uien over in een folie-grillzak of wikkel uien in een dubbele dikte folie. Prik de bovenkant van de folie op verschillende plaatsen in met een satéprikker.

5. Voor een houtskoolbarbecue plaatst u medium hete kolen rond de omtrek van de grill. Test op middelhoog vuur boven het midden van de grill. Leg het pakket in het midden van het grillrooster. Dek af en gril ongeveer 45 minuten of tot de uien zacht en amberkleurig zijn. (Voor een gasgrill, verwarm de grill voor. Zet het vuur laag tot

medium. Pas aan voor indirect koken. Plaats het pakket over de brander die is uitgeschakeld. Dek af en grill zoals aangegeven.)

6. Haal steaks uit de marinade; gooi de marinade weg. Voor een houtskool- of gasbarbecue plaatst u steaks direct op middelhoog vuur op het grillrooster. Dek af en gril gedurende 8 tot 10 minuten of tot een direct afleesbare thermometer die horizontaal in de steaks is gestoken, 135 ° F aangeeft en één keer draait. Leg de steaks op een schaal, dek ze losjes af met folie en laat ze 10 minuten staan.

7. Verdeel de salsasalade over vier borden om te serveren. Leg een biefstuk op elk bord en bedek met een berg gekarameliseerde uien. Serveer onmiddellijk.

Make-Ahead Routebeschrijving: Salsasalade kan tot 4 uur voor het opdienen worden gemaakt en gekoeld worden bewaard.

GEGRILDE RIBEYES MET KRUIDIGE UI EN KNOFLOOKBOTER

VOORBEREIDING: 10 minuten koken: 12 minuten chillen: 30 minuten grillen: 11 minuten maakt: 4 porties

DE HITTE VAN NET-VAN-DE-GRILL STEAKS SMELTDE HOPEN GEKARAMELISEERDE UIEN, KNOFLOOK EN KRUIDEN GESUSPENDEERD IN EEN RIJK SMAKENDE MIX VAN KOKOSOLIE EN OLIJFOLIE.

2 eetlepels ongeraffineerde kokosolie

1 kleine ui, gehalveerd en in zeer dunne reepjes gesneden (ongeveer ¾ kopje)

1 teentje knoflook, zeer dun gesneden

2 eetlepels extra vergine olijfolie

1 eetlepel geknipte verse peterselie

2 theelepels geknipte verse tijm, rozemarijn en/of oregano

4 8- tot 10-ounce beef ribeye steaks, gesneden 1 inch dik

½ theelepel versgemalen zwarte peper

1. Smelt kokosolie in een middelgrote koekenpan op laag vuur. Voeg ui toe; kook gedurende 10 tot 15 minuten of tot ze lichtbruin zijn, af en toe roerend. Voeg knoflook toe; kook nog 2 tot 3 minuten of tot de ui goudbruin is, af en toe roerend.

2. Breng het uienmengsel over in een kleine kom. Roer de olijfolie, peterselie en tijm erdoor. Koel, onafgedekt, gedurende 30 minuten of tot het mengsel stevig genoeg is om op te hopen wanneer het wordt opgeschept, af en toe roerend.

3. Bestrooi ondertussen steaks met peper. Voor een houtskool- of gasbarbecue plaatst u steaks op het

grillrooster direct op middelhoog vuur. Dek af en gril gedurende 11 tot 15 minuten voor medium rare (145°F) of 14 tot 18 minuten voor medium (160°F), draai halverwege het grillen een keer om.

4. Leg elke biefstuk op een serveerschaal om te serveren. Schep het uienmengsel onmiddellijk gelijkmatig op steaks.

RIBEYE SALADE MET GEGRILDE BIETEN

VOORBEREIDING: 20 minuten grillen: 55 minuten stand: 5 minuten maakt: 4 porties

DE AARDSE SMAAK VAN BIETEN GAAT PRACHTIG SAMEN MET DE ZOETHEID VAN DE SINAASAPPELS - EN DE GEROOSTERDE PECANNOTEN VOEGEN EEN BEETJE KNAPPERIGHEID TOE AAN DEZE HOOFDGERECHTSALADE DIE PERFECT IS OM BUITEN TE ETEN OP EEN WARME ZOMERAVOND.

- 1 pond medium gouden en/of rode bieten, geschrobd, getrimd en in partjes gesneden
- 1 kleine ui, in dunne partjes gesneden
- 2 takjes verse tijm
- 1 eetlepel extra vergine olijfolie
- Gebarsten zwarte peper
- 2 8-ounce beef ribeye steaks zonder been, gesneden ¾ inch dik
- 2 teentjes knoflook, gehalveerd
- 2 eetlepels mediterrane kruiden (zie recept)
- 6 kopjes gemengde greens
- 2 sinaasappels, geschild, in partjes gesneden en grof gehakt
- ½ kopje gehakte pecannoten, geroosterd (zie tip)
- ½ kopje Bright Citrus Vinaigrette (zie recept)

1. Doe de bieten, ui en takjes tijm in een foliepan. Besprenkel met olie en meng om te combineren; bestrooi licht met gebarsten zwarte peper. Voor een houtskool- of gasbarbecue plaatst u de pan in het midden van het grillrooster. Dek af en gril 55 tot 60 minuten of tot ze zacht zijn wanneer ze met een mes worden doorboord, af en toe roerend.

2. Wrijf ondertussen beide kanten van de steaks in met gesneden kanten knoflook; bestrooi met mediterrane kruiden.

3. Verplaats de bieten uit het midden van de grill om ruimte te maken voor steaks. Voeg steaks toe om direct op middelhoog vuur te grillen. Dek af en gril gedurende 11 tot 15 minuten voor medium rare (145°F) of 14 tot 18 minuten voor medium (160°F), draai halverwege het grillen een keer om. Verwijder de foliepan en steaks van de grill. Laat steaks 5 minuten staan. Gooi de takjes tijm uit de foliepan.

4. Snijd de biefstuk diagonaal in hapklare stukjes. Verdeel de greens over vier serveerschalen. Top met gesneden biefstuk, bieten, uienpartjes, gehakte sinaasappels en pecannoten. Besprenkel met Bright Citrus Vinaigrette.

KORTE RIBBEN IN KOREAANSE STIJL MET GEBAKKEN GEMBERKOOL

VOORBEREIDING:50 minuten koken: 25 minuten bakken: 10 uur koelen: 's nachts maakt: 4 porties

ZORG ERVOOR DAT DE DEKSEL VAN JE DUTCH OVENPAST ZEER STRAK ZODAT TIJDENS DE ZEER LANGE SUDDERTIJD NIET ALLE KOOKVOCHT VERDAMPT DOOR EEN OPENING TUSSEN HET DEKSEL EN DE PAN.

1 ons gedroogde shiitake-paddenstoelen

1½ kopje gesneden lente-uitjes

1 Aziatische peer, geschild, klokhuis verwijderd en in stukjes gesneden

1 3-inch stuk verse gember, geschild en gehakt

1 serrano chilipeper, fijngehakt (eventueel zonder zaadjes) (zietip)

5 teentjes knoflook

1 eetlepel geraffineerde kokosolie

5 pond runderribbetjes met been

Vers gemalen zwarte peper

4 kopjes runderbottenbouillon (zierecept) of runderbouillon zonder zout

2 kopjes gesneden verse shiitake-paddenstoelen

1 eetlepel fijngeraspte sinaasappelschil

⅓ kopje vers sap

Gesauteerde Gemberkool (zierecept, onderstaand)

Fijngeraspte sinaasappelschil (optioneel)

1. Verwarm de oven voor op 325°F. Doe gedroogde shiitake-paddenstoelen in een kleine kom; voeg voldoende kokend water toe om onder te staan. Laat ongeveer 30 minuten staan of tot het gerehydrateerd en zacht is. Giet af, bewaar het weekvocht. Snijd de champignons fijn. Doe de champignons in een kleine kom; dek af en zet in de

koelkast tot gebruik in stap 4. Leg de champignons en het vocht opzij.

2. Combineer voor saus in een keukenmachine lente-uitjes, Aziatische peer, gember, serrano, knoflook en het gereserveerde paddenstoelenweekvocht. Dek af en verwerk tot een gladde massa. Zet de saus opzij.

3. Verhit de kokosolie in een Nederlandse oven van 6 liter op middelhoog vuur. Bestrooi de shortribs met versgemalen zwarte peper. Bak de ribben, in porties, ongeveer 10 minuten in hete kokosolie of tot ze aan alle kanten goed bruin zijn, draai ze halverwege het koken om. Doe alle ribben terug in de pan; saus en runderbottenbouillon toevoegen. Bedek de braadpan met een goed sluitend deksel. Bak ongeveer 10 uur of tot het vlees heel mals is en van de botten valt.

4. Haal de ribben voorzichtig uit de saus. Plaats ribben en saus in aparte bakjes. Dek af en zet een nacht in de koelkast. Als het koud is, verwijder dan het vet van het oppervlak van de saus en gooi het weg. Breng de saus op hoog vuur aan de kook; voeg de gehydrateerde champignons uit stap 1 en de verse champignons toe. Laat 10 minuten zachtjes koken om de saus te verminderen en de smaken te versterken. Doe de ribben terug in de saus; sudderen tot het is opgewarmd. Roer 1 eetlepel sinaasappelschil en het sinaasappelsap erdoor. Serveer met gesauteerde gemberkool. Bestrooi eventueel met extra sinaasappelschil.

Gesauteerde Gemberkool: Verhit in een grote koekenpan 1 eetlepel geraffineerde kokosolie op middelhoog vuur.

Voeg 2 eetlepels gehakte verse gember toe; 2 teentjes knoflook, fijngehakt; en gemalen rode peper naar smaak. Kook en roer tot geurig, ongeveer 30 seconden. Voeg 6 kopjes geraspte napa, savooiekool of groene kool en 1 Aziatische peer toe, geschild, klokhuis verwijderd en in dunne plakjes gesneden. Kook en roer gedurende 3 minuten of tot de kool iets slinkt en de peer zacht wordt. Roer ½ kopje ongezoet appelsap erdoor. Dek af en kook ongeveer 2 minuten tot de kool gaar is. Roer ½ kopje gesneden lente-uitjes en 1 eetlepel sesamzaadjes erdoor.

RUNDVLEES SHORTRIBS MET CITRUS-VENKEL GREMOLATA

VOORBEREIDING: 40 minuten grillen: 8 minuten slowcooken: 9 uur (low) of 4½ uur (high) maakt: 4 porties

GREMOLATA IS EEN SMAAKVOLLE MELANGEVAN PETERSELIE, KNOFLOOK EN CITROENSCHIL DIE WORDT GESTROOID OP OSSO BUCCO - HET KLASSIEKE ITALIAANSE GERECHT VAN GESTOOFDE KALFSSCHENKELS - OM DE RIJKE, ZALVENDE SMAAK OP TE FLEUREN. MET DE TOEVOEGING VAN SINAASAPPELSCHIL EN VERSE GEVEDERDE VENKELBLADEREN, DOET HET HETZELFDE VOOR DEZE MALSE BEEF SHORTRIBS.

RIBBEN

- 2½ tot 3 pond runderribbetjes met been
- 3 eetlepels Citroen-Kruidenkruiden (zie recept)
- 1 middelgrote venkelknol
- 1 grote ui, in grote partjes gesneden
- 2 kopjes runderbottenbouillon (zie recept) of runderbouillon zonder zout
- 2 teentjes knoflook, gehalveerd

IN DE PAN GEROOSTERDE POMPOEN

- 3 eetlepels extra vergine olijfolie
- 1 pond flespompoen, geschild, gezaaid en in stukken van ½ inch gesneden (ongeveer 2 kopjes)
- 4 theelepels geknipte verse tijm
- Extra vergine olijfolie

GREMOLATA

- ¼ kopje geknipte verse peterselie
- 2 eetlepels gehakte knoflook
- 1½ theelepel fijn geraspte citroenschil
- 1½ theelepel fijngeraspte sinaasappelschil

1. Bestrooi shortribs met Lemon-Herb Seasoning; wrijf lichtjes in vlees met je vingers; opzij zetten. Bladeren van venkel verwijderen; gereserveerd voor Citrus-Venkel Gremolata. Knip en kwart venkelknol.

2. Voor een houtskoolbarbecue plaatst u middelhete kolen aan één kant van de grill. Test op middelhoog vuur boven de zijkant van de grill zonder kolen. Leg de korte ribben op het grillrooster aan de kant zonder kolen; plaats venkelkwarten en uienpartjes op het rooster direct boven kolen. Dek af en gril gedurende 8 tot 10 minuten of tot groenten en ribben net bruin zijn, draai ze halverwege het grillen een keer om. (Voor een gasgrill, verwarm de grill voor, zet het vuur laag tot medium. Pas aan voor indirect koken. Leg de ribben op het grillrooster boven de brander die is uitgeschakeld; plaats de venkel en ui op het rooster boven de brander die is ingeschakeld. Dek af en grill zoals aangegeven.) Snijd de venkel en ui grof als ze voldoende zijn afgekoeld om te hanteren.

3. Combineer gehakte venkel en ui, runderbottenbouillon en knoflook in een slowcooker van 5 tot 6 liter. Ribben toevoegen. Dek af en kook op laag vuur gedurende 9 tot 10 uur of 4½ tot 5 uur op hoog vuur. Leg de ribben met een schuimspaan op een schaal; dek af met folie om warm te blijven.

4. Verhit ondertussen voor de pompoen in een grote koekenpan de 3 eetlepels olie op middelhoog vuur. Voeg pompoen en 3 theelepels tijm toe, roer om de pompoen te bedekken. Schik de pompoen in een enkele laag in de koekenpan en kook zonder te roeren ongeveer 3 minuten

of tot de onderkant bruin is. Pompoenstukjes omdraaien; kook nog ongeveer 3 minuten of tot de andere kanten bruin zijn. Zet het vuur laag; dek af en kook gedurende 10 tot 15 minuten of tot ze gaar zijn. Bestrooi met de resterende 1 theelepel verse tijm; besprenkel met extra extra vierge olijfolie.

5. Hak voor de gremolata voldoende venkelblaadjes fijn om ¼ kopje te maken. Roer in een kleine kom de gehakte venkelbladeren, peterselie, knoflook, citroenschil en sinaasappelschil door elkaar.

6. Strooi gremolata over de ribben. Serveer met pompoen.

RUNDVLEESPASTEITJES IN ZWEEDSE STIJL MET MOSTERD-DILLE-KOMKOMMERSALADE

VOORBEREIDING: 30 minuten koken: 15 minuten maakt: 4 porties

BEEF À LA LINDSTROM IS EEN ZWEEDSE HAMBURGERDAT IS TRADITIONEEL BEZAAID MET UIEN, KAPPERTJES EN INGEMAAKTE BIETEN GESERVEERD MET JUS EN ZONDER BROODJE. DEZE MET PIMENT DOORDRENKTE VERSIE VERVANGT GEROOSTERDE BIETEN VOOR DE MET ZOUT BELADEN GEPEKELDE BIETEN EN KAPPERTJES EN WORDT GEGARNEERD MET EEN GEBAKKEN EI.

KOMKOMMER SALADE
- 2 theelepels vers sinaasappelsap
- 2 theelepels witte wijnazijn
- 1 theelepel Dijon-stijl mosterd (zie recept)
- 1 eetlepel extra vergine olijfolie
- 1 grote pitloze (Engelse)komkommer, geschild en in plakjes
- 2 eetlepels gesneden lente-uitjes
- 1 eetlepel gehakte verse dille

BURGERS
- 1 pond rundergehakt
- ¼ kopje fijngehakte ui
- 1 eetlepel Dijon-stijl mosterd (zie recept)
- ¾ theelepel zwarte peper
- ½ theelepel gemalen piment
- ½ kleine biet, geroosterd, geschild en in fijne blokjes*
- 2 eetlepels extra vergine olijfolie
- ½ kopje runderbottenbouillon (zie recept) of runderbouillon zonder zout

4 grote eieren

1 eetlepel fijngehakte bieslook

1. Klop voor komkommersalade in een grote kom sinaasappelsap, azijn en Dijon-stijl mosterd door elkaar. Voeg langzaam in een dun straaltje olijfolie toe en klop tot de dressing iets dikker wordt. Voeg komkommer, lente-uitjes en dille toe; gooi tot gecombineerd. Dek af en zet in de koelkast tot het moment van serveren.

2. Combineer voor runderpasteitjes in een grote kom rundergehakt, ui, mosterd in Dijon-stijl, peper en piment. Voeg geroosterde biet toe en meng voorzichtig tot het gelijkmatig is opgenomen in het vlees. Vorm het mengsel in vier ½-inch dikke pasteitjes.

3. Verhit in een grote koekenpan 1 eetlepel olijfolie op middelhoog vuur. Bak de pasteitjes ongeveer 8 minuten of tot ze aan de buitenkant bruin en gaar zijn (160°), een keer keren. Leg de pasteitjes op een bord en dek ze losjes af met folie om ze warm te houden. Voeg runderbottenbouillon toe en roer om de gebruinde stukjes van de bodem van de koekenpan te schrapen. Kook ongeveer 4 minuten of tot de helft is ingekookt. Besprenkel de pasteitjes met het ingekookte kookvocht en dek ze weer losjes af.

4. Spoel de koekenpan af en veeg hem schoon met keukenpapier. Verhit de resterende 1 eetlepel olijfolie op middelhoog vuur. Bak eieren in hete olie gedurende 3 tot 4 minuten of tot het wit gaar is maar de dooiers zacht en vloeibaar blijven.

5. Leg op elk runderlapje een ei. Bestrooi met bieslook en serveer met komkommersalade.

*Tip: om bieten te roosteren, goed boenen en op een stuk aluminiumfolie leggen. Besprenkel met een beetje olijfolie. Wikkel in folie en sluit goed af. Rooster in een oven van 375 ° F ongeveer 30 minuten of tot een vork de bieten gemakkelijk doorboort. Laten afkoelen; huid afschuiven. (Bieten kunnen tot 3 dagen van tevoren worden geroosterd. Wikkel geschilde geroosterde bieten stevig in en bewaar ze in de koelkast.)

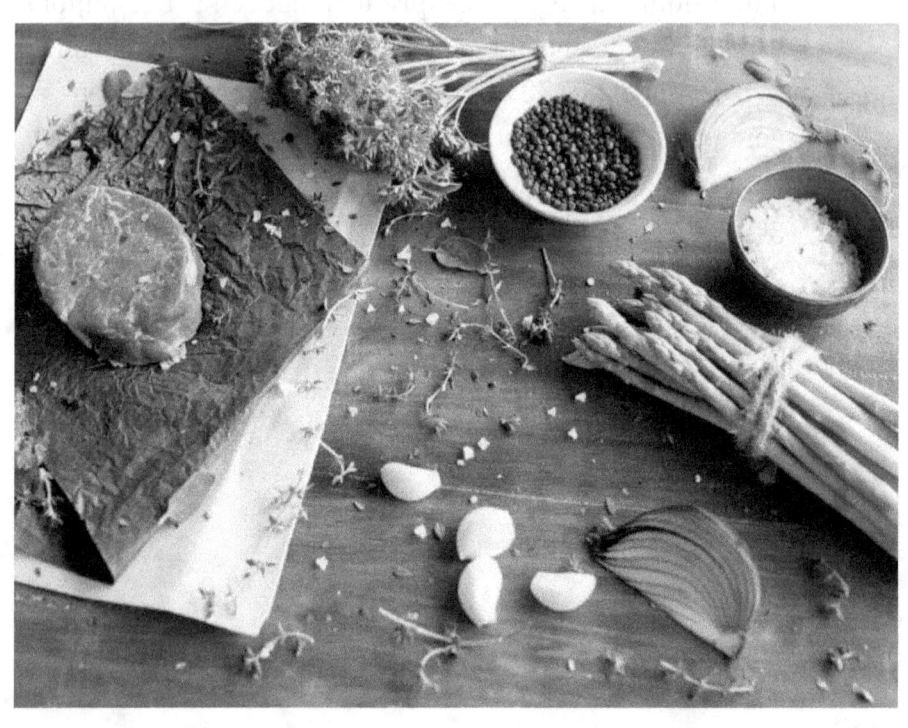

GESMOORDE BEEFBURGERS OP RUCOLA MET GEROOSTERDE WORTELGROENTEN

VOORBEREIDING:40 minuten koken: 35 minuten braden: 20 minuten maakt: 4 porties

ER ZIJN VEEL ELEMENTENAAN DEZE STEVIGE HAMBURGERS - EN ZE KOSTEN WAT TIJD OM SAMEN TE STELLEN - MAAR DE ONGELOOFLIJKE COMBINATIE VAN SMAKEN MAAKT HET DE MOEITE WAARD: EEN VLEZIGE BURGER WORDT GEGARNEERD MET GEKARAMELISEERDE UI EN CHAMPIGNONPANSAUS EN GESERVEERD MET ZOETE GEROOSTERDE GROENTEN EN GEPEPERDE RUCOLA.

- 5 eetlepels extra vergine olijfolie
- 2 kopjes gesneden verse champignons, cremini en/of shiitake-paddenstoelen
- 3 gele uien, dun gesneden*
- 2 theelepels karwijzaad
- 3 wortelen, geschild en in blokjes van 1 cm gesneden
- 2 pastinaken, geschild en in blokjes van 1 cm gesneden
- 1 eikelpompoen, gehalveerd, ontpit en in partjes gesneden
- Vers gemalen zwarte peper
- 2 pond rundergehakt
- ½ kopje fijngehakte ui
- 1 eetlepel zoutvrije kruidenmix voor alle doeleinden
- 2 kopjes runderbottenbouillon (zie recept) of runderbouillon zonder zout
- ¼ kopje ongezoet appelsap
- 1 tot 2 eetlepels droge sherry of witte wijnazijn
- 1 eetlepel Dijon-stijl mosterd (zie recept)
- 1 eetlepel geknipte verse tijmblaadjes
- 1 eetlepel geknipte verse peterselieblaadjes
- 8 kopjes rucolablaadjes

1. Verwarm de oven voor op 425°F. Verhit voor saus in een grote koekenpan 1 eetlepel olijfolie op middelhoog vuur. Champignons toevoegen; kook en roer ongeveer 8 minuten of tot ze goed bruin en zacht zijn. Leg de champignons met een schuimspaan op een bord. Zet de koekenpan terug op de brander; zet het vuur laag tot medium. Voeg de resterende 1 eetlepel olijfolie, gesneden uien en de karwijzaadjes toe. Dek af en kook gedurende 20 tot 25 minuten of tot de uien heel zacht en rijkelijk bruin zijn, af en toe roeren. (Pas de warmte zo nodig aan om te voorkomen dat de uien verbranden.)

2. Leg ondertussen, voor geroosterde wortelgroenten, wortelen, pastinaak en pompoen op een grote bakplaat. Besprenkel met 2 eetlepels olijfolie en bestrooi met peper naar smaak; gooi om groenten te coaten. Rooster gedurende 20 tot 25 minuten of tot ze gaar zijn en bruin beginnen te worden, draai ze halverwege het braden een keer om. Houd groenten warm tot ze klaar zijn om te serveren.

3. Combineer voor hamburgers in een grote kom het rundergehakt, de fijngehakte ui en het kruidenmengsel. Verdeel het vleesmengsel in vier gelijke porties en vorm er pasteitjes van ongeveer ¾ inch dik. Verhit in een extra grote koekenpan de resterende 1 eetlepel olijfolie op middelhoog vuur. Voeg hamburgers toe aan de koekenpan; kook ongeveer 8 minuten of tot ze aan beide kanten dichtgeschroeid zijn, één keer keren. Leg hamburgers op een bord.

4. Voeg gekarameliseerde uien, gereserveerde champignons, runderbottenbouillon, appelsap, sherry en mosterd in Dijon-stijl toe aan de koekenpan en roer om te combineren. Leg hamburgers terug in de koekenpan. Breng aan de kook. Kook tot hamburgers gaar zijn (160 ° F), ongeveer 7 tot 8 minuten. Roer naar smaak verse tijm, peterselie en peper erdoor.

5. Leg voor het serveren 2 kopjes rucola op elk van de vier serveerschalen. Verdeel de geroosterde groenten over de salades en leg er hamburgers op. Schep het uienmengsel royaal op de hamburgers.

*Tip: Een mandoline-snijder is een grote hulp bij het dun snijden van uien.

GEGRILDE BEEFBURGERS MET TOMATEN IN SESAMKORST

VOORBEREIDING:30 minuten laten staan: 20 minuten grillen: 10 minuten maakt: 4 porties

KROKANTE, GOUDBRUINE PLAKJES TOMAAT MET SESAMKORSTVERVANG HET TRADITIONELE SESAMZAADBROODJE IN DEZE ROKERIGE HAMBURGERS. SERVEER ZE MET MES EN VORK.

- 4 ½-inch dikke rode of groene tomatenschijfjes *
- 1¼ pond mager rundergehakt
- 1 eetlepel Smoky Seasoning (zie recept)
- 1 groot ei
- ¾ kopje amandelmeel
- ¼ kopje sesamzaadjes
- ¼ theelepel zwarte peper
- 1 kleine rode ui, gehalveerd en in plakjes
- 1 eetlepel extra vergine olijfolie
- ¼ kopje geraffineerde kokosolie
- 1 kleine krop Bibb-sla
- Paleoketchup (zie recept)
- Mosterd in Dijon-stijl (zie recept)

1. Leg de plakjes tomaat op een dubbele laag keukenpapier. Top tomaten met nog een dubbele laag keukenpapier. Druk lichtjes op keukenpapier zodat ze aan de tomaten blijven plakken. Laat 20 tot 30 minuten op kamertemperatuur staan zodat een deel van het tomatensap wordt opgenomen.

2. Meng ondertussen in een grote kom gehakt en Smoky Seasoning. Vorm er vier ½-inch dikke pasteitjes van.

3. Klop in een ondiepe kom het ei lichtjes los met een vork. Combineer amandelmeel, sesamzaadjes en peper in een andere ondiepe kom. Doop elk plakje tomaat in het ei en draai het om. Laat overtollig ei eraf druipen. Doop elk plakje tomaat in het amandelmeelmengsel en draai het om. Leg gecoate tomaten op een plat bord; opzij zetten. Gooi uienplakken met olijfolie; leg de plakjes ui in een grillmandje.

4. Plaats voor een houtskool- of gasgrill de uien in de mand en de rundvleespasteitjes op het grillrooster op middelhoog vuur. Dek af en gril gedurende 10 tot 12 minuten of de uien zijn goudbruin en licht verkoold en de pasteitjes zijn gaar (160°), roer de uien af en toe en keer de pasteitjes een keer.

5. Verhit ondertussen in een grote koekenpan olie op middelhoog vuur. Voeg plakjes tomaat toe; kook gedurende 8 tot 10 minuten of tot ze goudbruin zijn, één keer draaien. (Als tomaten te snel bruin worden, zet dan het vuur laag tot medium-laag. Voeg indien nodig extra olie toe.) Laat uitlekken op een met keukenpapier beklede plaat.

6. Verdeel de sla over vier serveerschalen om te serveren. Top met pasteitjes, uien, Paleo-ketchup, mosterd in Dijon-stijl en tomaten met sesamkorst.

*Opmerking: je hebt waarschijnlijk 2 grote tomaten nodig. Als je rode tomaten gebruikt, kies dan tomaten die net rijp zijn maar nog een beetje stevig.

BURGERS ON A STICK MET BABA GHANOUSH DIPSAUS

WEKEN:15 minuten voorbereiding: 20 minuten grill: 35 minuten maakt: 4 porties

BABA GHANOUSH IS EEN SPREAD UIT HET MIDDEN-OOSTENGEMAAKT VAN ROKERIGE GEGRILDE AUBERGINE GEPUREERD MET OLIJFOLIE, CITROEN, KNOFLOOK EN TAHINI, EEN PASTA GEMAAKT VAN GEMALEN SESAMZAADJES. EEN BEETJE SESAMZAADJES IS PRIMA, MAAR WANNEER ER OLIE OF PASTA VAN WORDT GEMAAKT, WORDEN ZE EEN GECONCENTREERDE BRON VAN LINOLZUUR, WAT KAN BIJDRAGEN AAN ONTSTEKINGEN. DE PIJNBOOMPITTENBOTER DIE HIER WORDT GEBRUIKT, IS EEN PRIMA VERVANGER.

- 4 gedroogde tomaten
- 1½ pond mager rundergehakt
- 3 tot 4 eetlepels fijngehakte ui
- 1 eetlepel fijngeknipte verse oregano en/of fijngeknipte verse munt of ½ theelepel gedroogde oregano, geplet
- ¼ theelepel cayennepeper
- Baba Ghanoush dipsaus (zie recept, onderstaand)

1. Week acht houten spiesen van 25 cm in water gedurende 30 minuten. Giet ondertussen in een kleine kom kokend water over tomaten; laat 5 minuten staan om te rehydrateren. Tomaten afgieten en droogdeppen met keukenpapier.

2. Combineer in een grote kom gehakte tomaten, rundergehakt, ui, oregano en cayennepeper. Verdeel het vleesmengsel in acht porties; rol elke portie tot een bal. Spiesjes uit het water halen; droog deppen. Rijg een

balletje op een spies en vorm het tot een lange ovaal rond de spies, beginnend net onder de puntige punt en laat aan het andere uiteinde voldoende ruimte over om het stokje vast te kunnen houden. Herhaal met de resterende spiesjes en balletjes.

3. Plaats voor een houtskool- of gasbarbecue de runderspiesjes direct op een grillrooster op middelhoog vuur. Dek af en gril ongeveer 6 minuten of tot ze gaar zijn (160 ° F), draai ze halverwege het grillen een keer om. Serveer met Baba Ghanoush dipsaus.

Baba Ghanoush Dipping Sauce: Prik 2 middelgrote aubergines op verschillende plaatsen met een vork. Plaats voor een houtskool- of gasgrill aubergines op een grillrek direct op middelhoog vuur. Dek af en gril gedurende 10 minuten of tot ze aan alle kanten verkoold zijn, draai ze tijdens het grillen meerdere keren om. Verwijder de aubergines en wikkel ze voorzichtig in folie. Leg de verpakte aubergines terug op het grillrooster, maar niet direct boven de kolen. Dek af en gril nog 25 tot 35 minuten of tot het is ingestort en zeer mals. Koel. Halveer aubergines en schraap het vruchtvlees eruit; doe het vruchtvlees in een keukenmachine. Voeg ¼ kopje pijnboompittenboter toe (zie recept); ¼ kopje vers citroensap; 2 teentjes knoflook, fijngehakt; 1 eetlepel extra vierge olijfolie; 2 tot 3 eetlepels geknipte verse peterselie; en ½ theelepel gemalen komijn. Dek af en verwerk tot bijna glad. Als de saus te dik is om te dippen, roer er dan voldoende water door om de gewenste consistentie te krijgen.

ROKERIGE GEVULDE PAPRIKA'S

VOORBEREIDING: 20 minuten koken: 8 minuten bakken: 30 minuten maakt: 4 porties

MAAK DEZE FAMILIE FAVORIETMET EEN MIX VAN GEKLEURDE PAPRIKA'S VOOR EEN OPVALLEND GERECHT. DE IN HET VUUR GEROOSTERDE TOMATEN ZIJN EEN MOOI VOORBEELD VAN HOE JE OP EEN GEZONDE MANIER GEWELDIGE SMAAK AAN ETEN KUNT GEVEN. DE SIMPELE HANDELING VAN HET LICHT VERKOLEN VAN DE TOMATEN VOORDAT ZE WORDEN INGEBLIKT (ZONDER ZOUT) VERHOOGT HUN SMAAK.

- 4 grote groene, rode, gele en/of oranje paprika's
- 1 pond rundergehakt
- 1 eetlepel Smoky Seasoning (zie recept)
- 1 eetlepel extra vergine olijfolie
- 1 kleine gele ui, gesnipperd
- 3 teentjes knoflook, fijngehakt
- 1 kleine bloemkool, ontpit en in roosjes gebroken
- 1 15-ounce blik zonder zout in blokjes gesneden vuurgeroosterde tomaten, uitgelekt
- ¼ kopje fijngehakte verse peterselie
- ½ theelepel zwarte peper
- ⅛ theelepel cayennepeper
- ½ kopje Walnut Crumb Topping (zie recept, onderstaand)

1. Verwarm de oven voor op 375°F. Paprika's verticaal doormidden snijden. Verwijder stengels, zaden en vliezen; weggooien. Leg de paprikahelften opzij.

2. Doe het rundergehakt in een middelgrote kom; bestrooi met Smoky Seasoning. Gebruik je handen om kruiden voorzichtig door vlees te mengen.

3. Verhit olijfolie in een grote koekenpan op middelhoog vuur. Voeg vlees, ui en knoflook toe; kook tot het vlees bruin is en de ui zacht is, roer met een houten lepel om het vlees te breken. Haal de koekenpan van het vuur.

4. Verwerk bloemkoolroosjes in een keukenmachine tot zeer fijngehakt. (Als je geen keukenmachine hebt, rasp je de bloemkool op een doosrasp.) Meet 3 kopjes bloemkool af. Voeg toe aan het gehaktmengsel in de koekenpan. (Als er nog bloemkool over is, bewaar deze dan voor een ander gebruik.) Roer de uitgelekte tomaten, peterselie, zwarte peper en cayennepeper erdoor.

5. Vul de paprikahelften met het rundergehaktmengsel, druk het licht aan en rol lichtjes op. Schik de gevulde paprikahelften in een ovenschaal. Bak gedurende 30 tot 35 minuten of tot de paprika's krokant en mals zijn.* Werk af met Walnut Crumb Topping. Zet, indien gewenst, voor het opdienen nog 5 minuten in de oven voor een krokant laagje.

Walnut Crumb Topping: Verhit in een middelgrote koekenpan 1 eetlepel extra vierge olijfolie op middelhoog vuur. Roer 1 theelepel gedroogde tijm, 1 theelepel gerookte paprika en ¼ theelepel knoflookpoeder erdoor. Voeg 1 kopje zeer fijngehakte walnoten toe. Kook en roer ongeveer 5 minuten of tot de walnoten goudbruin en licht geroosterd zijn. Roer er een scheutje cayennepeper door. Laat volledig afkoelen. Bewaar overgebleven topping in een goed afgesloten container in de koelkast tot gebruik. Maakt 1 kopje.

*Opmerking: als u groene paprika's gebruikt, bak dan nog eens 10 minuten.

BISON BURGERS MET CABERNET UIEN EN RUCOLA

VOORBEREIDING: 30 minuten koken: 18 minuten grillen: 10 minuten maakt: 4 porties

BISON HEEFT EEN ZEER LAAG VETGEHALTEEN KOOKT 30% TOT 50% SNELLER DAN RUNDVLEES. HET VLEES BEHOUDT ZIJN RODE KLEUR NA HET KOKEN, DUS KLEUR IS GEEN INDICATOR VOOR GAARHEID. OMDAT BIZONS ZO MAGER ZIJN, KOOK HET NIET VERDER DAN EEN INTERNE TEMPERATUUR VAN 155°F.

- 2 eetlepels extra vergine olijfolie
- 2 grote zoete uien, dun gesneden
- ¾ kopje Cabernet Sauvignon of andere droge rode wijn
- 1 theelepel Mediterrane Kruiden (zie recept)
- ¼ kopje extra vergine olijfolie
- ¼ kopje balsamicoazijn
- 1 eetlepel fijngehakte sjalot
- 1 eetlepel geknipte verse basilicum
- 1 klein teentje knoflook, fijngehakt
- 1 pond gemalen bizons
- ¼ kopje Basil Pesto (zie recept)
- 5 kopjes rucola
- Rauwe ongezouten pistachenoten, geroosterd (zie tip)

1. Verhit in een grote koekenpan de 2 eetlepels olie op middelhoog vuur. Voeg uien toe. Kook, afgedekt, gedurende 10 tot 15 minuten of tot de uien zacht zijn, af en toe roerend. Ontdekken; kook en roer op middelhoog vuur gedurende 3 tot 5 minuten of tot de uien goudbruin zijn. Voeg wijn toe; kook ongeveer 5 minuten of tot de meeste wijn is verdampt. Bestrooi met mediterrane kruiden; blijf warm.

2. Ondertussen, voor vinaigrette, combineer in een pot met schroefdeksel de ¼ kopje olijfolie, azijn, sjalot, basilicum en knoflook. Dek af en schud goed.

3. Meng in een grote kom gemalen bizons en basilicumpesto lichtjes. Vorm het vleesmengsel lichtjes in vier ¾-inch dikke pasteitjes.

4. Plaats voor een houtskool- of gasgrill de pasteitjes op een licht ingevet grillrooster direct op middelhoog vuur. Dek af en gril ongeveer 10 minuten tot de gewenste gaarheid (145°F voor medium rare of 155°F voor medium), keer halverwege het grillen een keer.

5. Doe de rucola in een grote kom. Sprenkel vinaigrette over rucola; gooien om te coaten. Om te serveren, verdeel uien over vier serveerschalen; bedek elk met een bizonburger. Top hamburgers met rucola en bestrooi met pistachenoten.

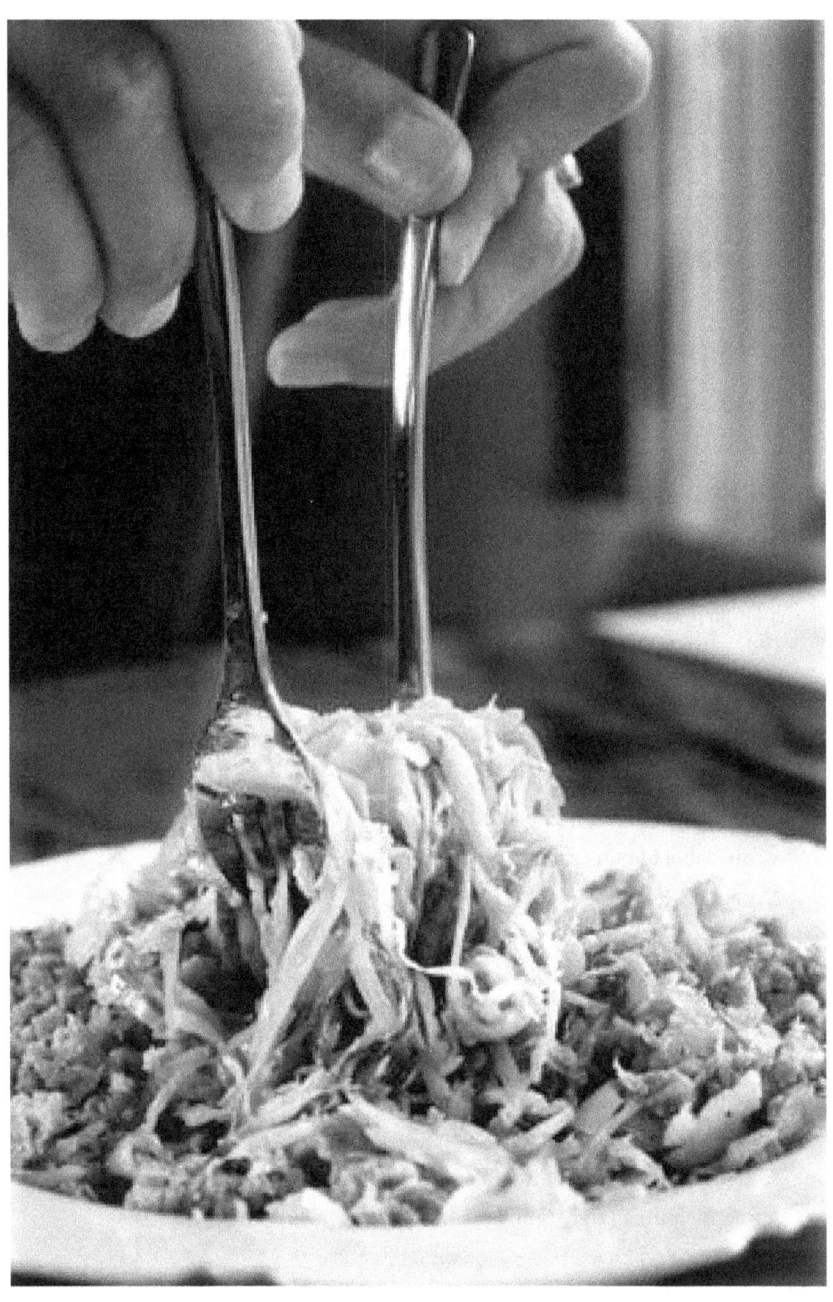

BISON EN LAMSVLEES LOAF OP SNIJBIET EN ZOETE AARDAPPELEN

VOORBEREIDING:1 uur koken: 20 minuten bakken: 1 uur laten staan: 10 minuten maakt: 4 porties

DIT IS OUDERWETS COMFORTFOODMET EEN MODERNE TWIST. EEN PANSAUS MET RODE WIJN GEEFT HET GEHAKTBROOD EEN SMAAKVERSTERKING, EN DE KNOFLOOKSNIJBIET EN ZOETE AARDAPPELEN PUREE MET CASHEWROOM EN KOKOSOLIE BIEDEN ONGELOOFLIJKE VOEDINGSWAARDE.

2 eetlepels olijfolie

1 kopje fijngehakte cremini-champignons

½ kopje fijngehakte rode ui (1 medium)

½ kopje fijngehakte selderij (1 stengel)

⅓ kopje fijngehakte wortel (1 kleine)

½ van een kleine appel, klokhuis, geschild en versnipperd

2 teentjes knoflook, fijngehakt

½ theelepel Mediterrane Kruiden (zie recept)

1 groot ei, licht losgeklopt

1 eetlepel geknipte verse salie

1 eetlepel fijngesneden verse tijm

8 ons gemalen bizons

8 ons gemalen lams- of rundvlees

¾ kopje droge rode wijn

1 middelgrote sjalot, fijngehakt

¾ kopje Beef Bone Bouillon (zie recept) of runderbouillon zonder zout

Aardappelpuree (zie recept, onderstaand)

Garlicky Swiss Chard (zie recept, onderstaand)

1. Verwarm de oven voor op 350°F. Verhit olie in een grote koekenpan op middelhoog vuur. Voeg champignons, ui,

selderij en wortel toe; kook en roer ongeveer 5 minuten of tot de groenten zacht zijn. Zet het vuur laag; voeg geraspte appel en knoflook toe. Kook, afgedekt, ongeveer 5 minuten of tot de groenten heel zacht zijn. Haal van het vuur; roer de mediterrane kruiden erdoor.

2. Breng het champignonmengsel met een schuimspaan over in een grote kom en bewaar het vocht in de koekenpan. Roer het ei, de salie en de tijm erdoor. Voeg gemalen bizons en lamsgehakt toe; licht mengen. Schep het vleesmengsel in een rechthoekige ovenschaal van 2 liter; vorm in een rechthoek van 7 × 4 inch. Bak ongeveer 1 uur of tot een direct afleesbare thermometer 155 ° F registreert. Laat 10 minuten staan. Leg het gehaktbrood voorzichtig op een serveerschaal. Dek af en houd warm.

3. Schraap voor de pannensaus het braadvet en de knapperige gebruinde stukjes uit de ovenschaal in het gereserveerde braadvet in de koekenpan. Voeg wijn en sjalot toe. Breng aan de kook op middelhoog vuur; koken tot gehalveerd. Voeg runderbotbouillon toe; kook en roer tot de helft is verminderd. Haal de koekenpan van het vuur.

4. Om te serveren verdeel je de zoete aardappelpuree over vier serveerschalen; top met wat van de Garlicky Swiss Chard. Snijd gehaktbrood; leg plakjes op Garlicky Swiss Chard en besprenkel met de pannensaus.

Aardappelpuree: Schil en hak 4 middelgrote zoete aardappelen grof. Kook de aardappelen in een grote pan in voldoende kokend water gedurende 15 minuten of tot ze gaar zijn; droogleggen. Pureer met een aardappelstamper. Voeg ½ kopje Cashew Cream toe (zie recept) en 2 eetlepels ongeraffineerde kokosolie; pureer tot een gladde massa. Blijf warm.

Garlicky Swiss Chard: Verwijder de stengels van 2 bossen snijbiet en gooi ze weg. Hak de bladeren grof. Verhit in een grote koekenpan 2 eetlepels olijfolie op middelhoog vuur. Voeg snijbiet en 2 teentjes knoflook toe, fijngehakt; kook tot snijbiet is geslonken, af en toe met een tang gooien.

BIZON GEHAKTBALLETJES MET APPEL-BESSENSAUS MET COURGETTE PAPPARDELLE

VOORBEREIDING: 25 minuten bakken: 15 minuten koken: 18 minuten maakt: 4 porties

DE GEHAKTBALLEN ZULLEN ERG NAT ZIJN ALS JE ZE VORMT. OM TE VOORKOMEN DAT HET VLEESMENGSEL AAN UW HANDEN BLIJFT PLAKKEN, HOUDT U EEN KOM MET KOUD WATER BIJ DE HAND EN MAAKT U UW HANDEN AF EN TOE NAT TERWIJL U WERKT. VERVERS HET WATER EEN PAAR KEER TERWIJL JE DE GEHAKTBALLETJES MAAKT.

GEHAKTBALLEN
- Olijfolie
- ½ kopje grof gesneden rode ui
- 2 teentjes knoflook, fijngehakt
- 1 ei, licht losgeklopt
- ½ kopje fijngehakte champignons en stengels
- 2 eetlepels geknipte verse Italiaanse (platbladige) peterselie
- 2 theelepels olijfolie
- 1 pond gemalen bizons (grove grond indien beschikbaar)

APPEL-BESSENSAUS
- 2 eetlepels olijfolie
- 2 grote Granny Smith-appels, geschild, klokhuis verwijderd en fijngehakt
- 2 sjalotten, fijngehakt
- 2 eetlepels vers citroensap
- ½ kopje kippenbotbouillon (zie recept) of kippenbouillon zonder zout
- 2 tot 3 eetlepels gedroogde bessen

COURGETTE PAPPARDELLE
- 6 courgette

2 eetlepels olijfolie

¼ kopje fijngehakte lente-uitjes

½ theelepel gemalen rode peper

2 teentjes knoflook, fijngehakt

1. Verwarm voor gehaktballen de oven voor op 375 ° F. Bestrijk een omrande bakplaat licht met olijfolie; opzij zetten. Combineer ui en knoflook in een keukenmachine of blender. Pulseer tot een gladde massa. Breng het uienmengsel over in een middelgrote kom. Voeg ei, champignons, peterselie en 2 theelepels olie toe; roer om te combineren. Voeg gemalen bizons toe; meng licht maar goed. Verdeel het vleesmengsel in 16 porties; vorm er gehaktballen van. Leg gehaktballen, gelijkmatig verdeeld, op de voorbereide bakplaat. Bak gedurende 15 minuten; opzij zetten.

2. Verhit voor saus in een koekenpan 2 eetlepels olie op middelhoog vuur. Voeg appels en sjalotten toe; kook en roer gedurende 6 tot 8 minuten of tot ze zacht zijn. Roer het citroensap erdoor. Doe het mengsel in een keukenmachine of blender. Dek af en verwerk of meng tot een gladde massa; keer terug naar de koekenpan. Roer de kippenbottenbouillon en de krenten erdoor. Breng aan de kook; verminder hitte. Sudderen, onafgedekt, gedurende 8 tot 10 minuten, onder regelmatig roeren. Voeg gehaktballen toe; kook en roer op laag vuur tot het erdoorheen is verwarmd.

3. Snijd ondertussen voor pappardelle de uiteinden van de courgette af. Schaaf de courgette met een mandoline of zeer scherpe dunschiller in dunne linten. (Om de linten intact te houden, stop je met scheren zodra je de zaden in

het midden van de pompoen hebt bereikt.) Verhit in een extra grote koekenpan 2 eetlepels olie op middelhoog vuur. Roer de lente-uitjes, geplette rode peper en knoflook erdoor; kook en roer gedurende 30 seconden. Voeg courgettelinten toe. Kook en roer voorzichtig ongeveer 3 minuten of tot het geslonken is.

4. Om te serveren, verdeel pappardelle over vier serveerschalen; top met gehaktballen en appel-bessensaus.

BISON-EEKHOORNTJESBROOD BOLOGNESE MET GEROOSTERDE KNOFLOOK SPAGHETTI SQUASH

VOORBEREIDING:30 minuten koken: 1 uur 30 minuten bakken: 35 minuten maakt: 6 porties

ALS JE DACHT DAT JE GEGETEN HADJE LAATSTE GERECHT VAN SPAGHETTI MET VLEESSAUS TOEN JE HET PALEO DIEET® ADOPTEERDE, DENK NOG EENS GOED NA. DEZE RIJKE BOLOGNESE, OP SMAAK GEBRACHT MET KNOFLOOK, RODE WIJN EN AARDSE EEKHOORNTJESBROOD, WORDT OVER ZOETE, SMAKELIJKE STUKJES SPAGHETTIPOMPOEN GESCHEPT. JE ZULT DE PASTA NIET EEN BEETJE MISSEN.

- 1 ons gedroogde eekhoorntjesbrood
- 1 kopje kokend water
- 3 eetlepels extra vergine olijfolie
- 1 pond gemalen bizons
- 1 kopje fijngehakte wortelen (2)
- ½ kopje gesnipperde ui (1 medium)
- ½ kopje fijngehakte selderij (1 stengel)
- 4 teentjes knoflook, fijngehakt
- 3 eetlepels zoutvrije tomatenpuree
- ½ kopje rode wijn
- 2 15-ounce blikken geplette tomaten zonder zout
- 1 theelepel gedroogde oregano, geplet
- 1 theelepel gedroogde tijm, geplet
- ½ theelepel zwarte peper
- 1 middelgrote spaghettipompoen (2½ tot 3 pond)
- 1 bol knoflook

1. Combineer de eekhoorntjesbrood en kokend water in een kleine kom; laat 15 minuten staan. Zeef door een zeef bekleed met 100% katoenen kaasdoek en bewaar de weekvloeistof. Snijd de champignons; kant zetten.

2. Verhit in een Nederlandse oven van 4 tot 5 liter 1 eetlepel olijfolie op middelhoog vuur. Voeg gemalen bizons, wortels, ui, selderij en knoflook toe. Kook tot het vlees bruin is en de groenten zacht zijn, roer met een houten lepel om het vlees te breken. Tomatenpuree toevoegen; kook en roer gedurende 1 minuut. Voeg rode wijn toe; kook en roer gedurende 1 minuut. Roer de eekhoorntjesbrood, tomaten, oregano, tijm en peper erdoor. Voeg gereserveerde champignonvloeistof toe en zorg ervoor dat u geen zand of gruis toevoegt dat op de bodem van de kom aanwezig kan zijn. Breng aan de kook, af en toe roerend; zet het vuur laag. Sudderen, afgedekt, gedurende 1½ tot 2 uur of tot de gewenste consistentie.

3. Verwarm ondertussen de oven voor op 375°F. Halveer de pompoen in de lengte; zaden eruit schrapen. Leg de pompoenhelften met de snijkanten naar beneden in een grote ovenschaal. Prik met een vork overal in de huid. Snijd de bovenste ½ inch van de kop knoflook af. Leg de knoflook met de gesneden kant naar boven in de ovenschaal met de pompoen. Besprenkel met de resterende 1 eetlepel olijfolie. Bak gedurende 35 tot 45 minuten of tot de pompoen en knoflook zacht zijn.

4. Haal met een lepel en vork het pompoenvlees uit elke pompoenhelft; doe in een kom en dek af om warm te blijven. Als de knoflook koel genoeg is om te hanteren,

knijp je de bol van onderen uit om de teentjes eruit te laten springen. Gebruik een vork om de teentjes knoflook te pureren. Roer de gepureerde knoflook door de pompoen en verdeel de knoflook gelijkmatig. Schep de saus over het pompoenmengsel om te serveren.

BIZON CHILI CON CARNE

VOORBEREIDING: 25 minuten koken: 1 uur 10 minuten maakt: 4 porties

ONGEZOETE CHOCOLADE, KOFFIE EN KANEEL VOEG INTERESSE TOE AAN DEZE HARTIGE FAVORIET. ALS JE NOG MEER ROOKSMAAK WILT, VERVANG DAN 1 EETLEPEL ZOETE GEROOKTE PAPRIKA DOOR DE GEWONE PAPRIKA.

- 3 eetlepels extra vergine olijfolie
- 1 pond gemalen bizons
- ½ kopje gesnipperde ui (1 medium)
- 2 teentjes knoflook, fijngehakt
- 2 blikken van 14,5 ounce in blokjes gesneden tomaten zonder zout, ongedraineerd
- 1 6-ounce kan zoutvrije tomatenpuree
- 1 kopje runderbottenbouillon (zie recept) of runderbouillon zonder zout
- ½ kopje sterke koffie
- 2 ons 99% cacao bakreep, gehakt
- 1 eetlepel paprikapoeder
- 1 theelepel gemalen komijn
- 1 theelepel gedroogde oregano
- 1½ theelepel Smoky Seasoning (zie recept)
- ½ theelepel gemalen kaneel
- ⅓ kopje pepitas
- 1 theelepel olijfolie
- ½ kopje Cashew Cream (zie recept)
- 1 theelepel vers limoensap
- ½ kopje verse korianderblaadjes
- 4 partjes limoen

1. Verhit in een braadpan de 3 eetlepels olijfolie op middelhoog vuur. Voeg gemalen bizons, ui en knoflook toe; kook ongeveer 5 minuten of tot het vlees bruin is, roer met een houten lepel om het vlees te breken. Roer

ongedraineerde tomaten, tomatenpuree, runderbottenbouillon, koffie, bakchocolade, paprika, komijn, oregano, 1 theelepel van de Smoky Seasoning en kaneel erdoor. Breng aan de kook; verminder hitte. Sudderen, afgedekt, gedurende 1 uur, af en toe roeren.

2. Rooster ondertussen in een kleine koekenpan pepitas in de 1 theelepel olijfolie op middelhoog vuur tot ze beginnen te poffen en goudbruin worden. Doe pepitas in een kleine kom; voeg de resterende ½ theelepel Smoky Seasoning toe; gooien om te coaten.

3. Combineer Cashew Cream en limoensap in een kleine kom.

4. Schep de chili in kommen om te serveren. Topporties met Cashew Cream, pepitas en koriander. Serveer met partjes limoen.

MAROKKAANS GEKRUIDE BIZONSTEAKS MET GEGRILDE CITROENEN

VOORBEREIDING: 10 minuten grillen: 10 minuten maakt: 4 porties

SERVEER DEZE SNEL TE BEREIDEN STEAKSMET KOELE EN KROKANT GEKRUIDE WORTELSLA (ZIE<u>RECEPT</u>). ALS JE TREK HEBT IN IETS LEKKERS, GEGRILDE ANANAS MET KOKOSCRÈME (ZIE<u>RECEPT</u>) ZOU EEN GEWELDIGE MANIER ZIJN OM DE MAALTIJD TE BEËINDIGEN.

2 eetlepels gemalen kaneel

2 eetlepels paprikapoeder

1 eetlepel knoflookpoeder

¼ theelepel cayennepeper

4 6-ounce bizon filet mignon steaks, gesneden ¾ tot 1 inch dik

2 citroenen, horizontaal gehalveerd

1. Roer in een kleine kom de kaneel, paprika, knoflookpoeder en cayennepeper door elkaar. Dep steaks droog met keukenpapier. Wrijf beide kanten van steaks in met het kruidenmengsel.

2. Leg bij een houtskool- of gasgrill de steaks direct op het grillrooster op middelhoog vuur. Dek af en gril gedurende 10 tot 12 minuten voor medium rare (145°F) of 12 tot 15 minuten voor medium (155°F), keer halverwege het grillen een keer. Leg ondertussen de citroenhelften met de snijkanten naar beneden op het grillrooster. Grill gedurende 2 tot 3 minuten of tot ze licht verkoold en sappig zijn.

3. Serveer met gegrilde citroenhelften om over steaks uit te knijpen.

HERBES DE PROVENCE-GEWREVEN BISON SIRLOIN ROAST

VOORBEREIDING: 15 minuten koken: 15 minuten braden: 1 uur 15 minuten laten staan: 15 minuten maakt: 4 porties

HERBES DE PROVENCE IS EEN MELANGEVAN GEDROOGDE KRUIDEN DIE IN OVERVLOED GROEIEN IN HET ZUIDEN VAN FRANKRIJK. DE MIX BEVAT MEESTAL EEN COMBINATIE VAN BASILICUM, VENKELZAAD, LAVENDEL, MARJOLEIN, ROZEMARIJN, SALIE, BONENKRUID EN TIJM. HET SMAAKT DIT ZEER AMERIKAANSE GEBRAAD PRACHTIG.

- 1 3-pond bizons entrecôte
- 3 eetlepels Provençaalse kruiden
- 4 eetlepels extra vergine olijfolie
- 3 teentjes knoflook, fijngehakt
- 4 kleine pastinaken, geschild en in stukjes gesneden
- 2 rijpe peren, klokhuis verwijderd en in stukjes gesneden
- ½ kopje ongezoete perennectar
- 1 tot 2 theelepels verse tijm

1. Verwarm de oven voor op 375°F. Snijd vet van gebraad. Meng in een kleine kom Herbes de Provence, 2 eetlepels olijfolie en knoflook; wrijf over het hele gebraad.

2. Leg het gebraad op een rooster in een ondiepe braadpan. Steek een oventhermometer in het midden van het gebraad.* Braad, onafgedekt, gedurende 15 minuten. Verlaag de oventemperatuur tot 300 ° F. Rooster nog 60 tot 65 minuten of tot de vleesthermometer 140°F

registreert (medium rare). Dek af met folie en laat 15 minuten staan.

3. Verhit ondertussen in een grote koekenpan de resterende 2 eetlepels olijfolie op middelhoog vuur. Voeg pastinaak en peren toe; kook gedurende 10 minuten of tot de pastinaak knapperig is, roer af en toe. Perennectar toevoegen; kook ongeveer 5 minuten of tot de saus iets dikker is. Bestrooi met tijm.

4. Snijd het gebraad in dunne plakjes over het graan. Serveer vlees met pastinaken en peren.

*Tip: Bison is erg mager en kookt sneller dan rundvlees. Bovendien is de kleur van het vlees roder dan die van rundvlees, dus u kunt niet vertrouwen op een visuele aanwijzing om de gaarheid te bepalen. Je hebt een vleesthermometer nodig om te laten weten wanneer het vlees gaar is. Een oventhermometer is ideaal, maar niet noodzakelijk.

IN KOFFIE GESTOOFDE KORTE RIBBEN VAN BIZONS MET MANDARIJNGREMOLATA EN PUREE VAN KNOLSELDERIJ

VOORBEREIDING: 15 minuten koken: 2 uur 45 minuten maakt: 6 porties

BISON SHORTRIBS ZIJN GROOT EN VLEZIG. ZE MOETEN GOED LANG IN VLOEISTOF WORDEN GEKOOKT OM ZACHT TE WORDEN. GREMOLATA GEMAAKT MET MANDARIJNSCHIL FLEURT DE SMAAK VAN DIT STEVIGE GERECHT OP.

MARINADE

- 2 kopjes water
- 3 kopjes sterke koffie, gekoeld
- 2 kopjes vers mandarijnensap
- 2 eetlepels geknipte verse rozemarijn
- 1 theelepel grof gemalen zwarte peper
- 4 pond bizon korte ribben, tussen de ribben gesneden om te scheiden

SMOREN

- 2 eetlepels olijfolie
- 1 theelepel zwarte peper
- 2 kopjes gehakte uien
- ½ kopje gehakte sjalotten
- 6 teentjes knoflook, gehakt
- 1 jalapeñopeper, zonder zaadjes en fijngehakt (zie tip)
- 1 kopje sterke koffie
- 1 kopje runderbottenbouillon (zie recept) of runderbouillon zonder zout
- ¼ kopje Paleoketchup (zie recept)
- 2 eetlepels Dijon-stijl mosterd (zie recept)
- 3 eetlepels ciderazijn

Knolselderijpuree (zie recept, onderstaand)

Tangerine Gremolata (zie recept, rechts)

1. Meng voor de marinade water, gekoelde koffie, mandarijnensap, rozemarijn en zwarte peper in een grote niet-reactieve bak (glas of roestvrij staal). Ribben toevoegen. Plaats indien nodig een bord op de ribben om ze onder water te houden. Dek af en laat 4 tot 6 uur afkoelen, herschik en roer eenmaal.

2. Verwarm voor de smoor de oven voor op 325°F. Giet de ribben af, gooi de marinade weg. Dep de ribben droog met keukenpapier. Verhit olijfolie in een grote Nederlandse oven op middelhoog vuur. Bestrooi de ribben met zwarte peper. Bruin de ribben in batches tot ze aan alle kanten bruin zijn, ongeveer 5 minuten per batch. Breng over naar een groot bord.

3. Voeg uien, sjalotten, knoflook en jalapeño toe aan de pot. Zet het vuur laag tot medium, dek af en kook tot de groenten zacht zijn, af en toe roerend, ongeveer 10 minuten. Voeg koffie en bouillon toe; roer, schraap gebruinde stukjes. Voeg Paleo Ketchup, Dijon-stijl Mosterd en azijn toe. Breng aan de kook. Ribben toevoegen. Dek af en breng over naar de oven. Kook tot het vlees gaar is, ongeveer 2 uur en 15 minuten, roer voorzichtig en herschik de ribben een of twee keer.

4. Leg de ribben op een bord; tent met folie om warm te blijven. Lepel vet van het oppervlak van de saus. Kook de saus tot deze is teruggebracht tot 2 kopjes, ongeveer 5 minuten. Verdeel Knolselderij Mash over 6 borden; top met ribben en saus. Bestrooi met Tangerine Gremolata.

Selderijwortel Mash: combineer in een grote pan 3 pond knolselderij, geschild en in stukken van 2,5 cm gesneden en 4 kopjes kippenbottenbouillon (zie<u>recept</u>) of ongezouten kippenbouillon. Breng aan de kook; verminder hitte. Giet de knolselderij af, bewaar de bouillon. Doe de knolselderij terug in de pan. Voeg 1 eetlepel olijfolie en 2 theelepels fijngeknipte verse tijm toe. Pureer de knolselderij met een aardappelstamper en voeg zo nodig een paar eetlepels bouillon toe om de gewenste consistentie te bereiken.

Tangerine Gremolata: combineer in een kleine kom ½ kopje geknipte verse peterselie, 2 eetlepels fijngeraspte mandarijnschil en 2 teentjes gehakte knoflook.

RUNDVLEES BOT BOUILLON

VOORBEREIDING: 25 minuten braden: 1 uur koken: 8 uur maakt: 8 tot 10 kopjes

BENIGE OSSENSTAARTJES VORMEN EEN EXTREEM RIJK SMAKENDE BOUILLONDIE KAN WORDEN GEBRUIKT IN ELK RECEPT DAT RUNDERBOUILLON VEREIST, OF GEWOON OP ELK MOMENT VAN DE DAG KAN WORDEN GENOTEN ALS EEN OPPEPPER IN EEN MOK. HOEWEL ZE VROEGER VAN EEN OS KWAMEN, KOMEN OSSENSTAARTEN NU VAN EEN VLEESDIER.

- 5 wortelen, grof gesneden
- 5 stengels bleekselderij, grof gehakt
- 2 gele uien, ongepeld, gehalveerd
- 8 ons witte champignons
- 1 bol knoflook, ongepeld, gehalveerd
- 2 pond ossenstaartbotten of runderbotten
- 2 tomaten
- 12 kopjes koud water
- 3 laurierblaadjes

1. Verwarm de oven voor op 400°F. Leg de wortelen, selderij, uien, champignons en knoflook in een bakplaat met grote randen of ondiepe bakvorm; plaats de botten bovenop de groenten. In een keukenmachine pulseer je de tomaten tot een gladde massa. Spreid tomaten over de botten om ze te coaten (het is niet erg als er wat puree op de pan en de groenten druppelt). Rooster 1 tot 1½ uur of tot de botten diepbruin zijn en de groenten gekarameliseerd zijn. Breng botten en groenten over in een Nederlandse oven of soeppan van 10 tot 12 liter. (Als een deel van het tomatenmengsel karamelliseert op de bodem van de pan, voeg dan 1 kopje heet water toe aan de pan en schraap

alle stukjes eruit. Giet de vloeistof over de botten en groenten en verminder de hoeveelheid water met 1 kopje.) Voeg de koude toe water en laurierblaadjes.

2. Breng het mengsel langzaam aan de kook op middelhoog tot hoog vuur. Verminder hitte; dek af en laat de bouillon 8 tot 10 uur sudderen, af en toe roeren.

3. Bouillon zeven; gooi botten en groenten weg. Koele bouillon; breng bouillon over naar opslagcontainers en koel gedurende maximaal 5 dagen; bevriezen tot 3 maanden.*

Aanwijzingen voor de slowcooker: Gebruik voor een slowcooker van 6 tot 8 liter 1 pond runderbotten, 3 wortelen, 3 stelen bleekselderij, 1 gele ui en 1 bolknoflook. Pureer 1 tomaat en wrijf op de botten. Rooster zoals aangegeven en breng de botten en groenten vervolgens over naar de slowcooker. Schraap elke gekaramelliseerde tomaat eraf zoals aangegeven en voeg toe aan de slowcooker. Voeg voldoende water toe om te bedekken. Dek af en kook op hoog vuur tot de bouillon kookt, ongeveer 4 uur. Verminder tot laag vuur; kook gedurende 12 tot 24 uur. Zeef bouillon; gooi botten en groenten weg. Bewaren zoals aangegeven.

*Tip: Om het vet gemakkelijk van de bouillon af te scheppen, bewaar je de bouillon een nacht in een afgedekte bak in de koelkast. Vet stijgt naar boven en vormt een stevige laag die gemakkelijk kan worden afgeschraapt. Bouillon kan dikker worden na het koelen.

TUNESISCHE GEKRUIDE VARKENSSCHOUDER MET PITTIGE ZOETE AARDAPPELFRIETJES

VOORBEREIDING: 25 minuten braden: 4 uur bakken: 30 minuten maakt: 4 porties

DIT IS EEN HEERLIJK GERECHT OM TE MAKEN OP EEN KOELE HERFSTDAG. HET VLEES BRAADT URENLANG IN DE OVEN, WAARDOOR JE HUIS HEERLIJK RUIKT EN JE TIJD HEBT VOOR ANDERE DINGEN. ZOETE AARDAPPELFRIETJES UIT DE OVEN WORDEN NIET OP DEZELFDE MANIER KROKANT ALS WITTE AARDAPPELEN, MAAR ZE ZIJN OP HUN EIGEN MANIER HEERLIJK, VOORAL ALS ZE IN KNOFLOOKMAYONAISE WORDEN GEDOOPT.

VARKENSVLEES

- 1 2½- tot 3-pond varkensschoudergebraad met been
- 2 theelepels gemalen ancho chili peper
- 2 theelepels gemalen komijn
- 1 theelepel karwijzaad, licht geplet
- 1 theelepel gemalen koriander
- ½ theelepel gemalen kurkuma
- ¼ theelepel gemalen kaneel
- 3 eetlepels olijfolie

PATAT

- 4 middelgrote zoete aardappelen (ongeveer 2 pond), geschild en in partjes van ½ inch dik gesneden
- ½ theelepel gemalen rode peper
- ½ theelepel uienpoeder
- ½ theelepel knoflookpoeder
- Olijfolie
- 1 ui, dun gesneden
- Paleo Aïoli (Knoflook Mayo) (zie recept)

1. Verwarm de oven voor op 300°F. Snijd vet van vlees. Combineer in een kleine kom gemalen ancho chili peper, gemalen komijn, karwijzaad, koriander, kurkuma en kaneel. Bestrooi vlees met kruidenmengsel; wrijf met je vingers gelijkmatig in het vlees.

2. Verhit in een ovenvaste Nederlandse oven van 5 tot 6 liter 1 eetlepel olijfolie op middelhoog vuur. Bruin varkensvlees aan alle kanten in hete olie. Dek af en braad ongeveer 4 uur of tot het heel zacht is en de vleesthermometer 190 ° F registreert. Verwijder de Nederlandse oven uit de oven. Laat afgedekt staan terwijl je de zoete aardappelfrietjes en de uien bereidt, maar bewaar 1 eetlepel vet in de braadpan.

3. Verhoog de oventemperatuur tot 400°F. Combineer voor de zoete frietjes in een grote kom zoete aardappelen, de resterende 2 eetlepels olijfolie, geplette rode peper, uienpoeder en knoflookpoeder; gooien om te coaten. Bekleed een grote of twee kleine bakplaten met folie; bestrijk met extra olijfolie. Schik de zoete aardappelen in een enkele laag op de voorbereide bakplaat(ken). Bak ongeveer 30 minuten of tot ze gaar zijn, draai de zoete aardappelen halverwege het bakken een keer om.

4. Haal ondertussen het vlees uit de braadpan; dek af met folie om warm te blijven. Giet het druipwater af, bewaar 1 eetlepel vet. Breng het gereserveerde vet terug naar de Nederlandse oven. Voeg ui toe; kook op middelhoog vuur ongeveer 5 minuten of tot ze net zacht zijn, af en toe roeren.

5. Leg het varkensvlees en de ui op een serveerschaal. Trek het varkensvlees met twee vorken in grote reepjes. Serveer varkensvlees en friet met Paleo Aïoli.

CUBAANSE GEGRILDE VARKENSSCHOUDER

VOORBEREIDING:15 minuten marineren: 24 uur grillen: 2 uur 30 minuten laten staan: 10 minuten maakt: 6 tot 8 porties

BEKEND ALS "LECHON ASADO" IN HET LAND VAN HERKOMST,DIT VARKENSGEBRAAD IS GEMARINEERD IN EEN COMBINATIE VAN VERSE CITRUSSAPPEN, KRUIDEN, GEPLETTE RODE PEPER EN EEN HELE BOL GEHAKTE KNOFLOOK. DOOR HET OP HETE KOLEN TE KOKEN NA EEN NACHT IN DE MARINADE TE HEBBEN GEWEEKT, KRIJGT HET EEN GEWELDIGE SMAAK.

- 1 bol knoflook, teentjes gescheiden, geschild en fijngehakt
- 1 kopje grof gesneden uien
- 1 kopje olijfolie
- 1⅓ kopjes vers limoensap
- ⅔ kopje vers sinaasappelsap
- 1 eetlepel gemalen komijn
- 1 eetlepel gedroogde oregano, geplet
- 2 theelepels versgemalen zwarte peper
- 1 theelepel gemalen rode peper
- 1 schoudergebraad van 4 tot 5 pond zonder botten

1. Scheid voor de marinade de knoflookkop in teentjes. Kruidnagels schillen en fijnhakken; plaats in een grote kom. Voeg uien, olijfolie, limoensap, sinaasappelsap, komijn, oregano, zwarte peper en geplette rode peper toe. Roer goed en zet opzij.

2. Prik met een uitbeenmes het varkensgebraad overal diep in. Laat het gebraad voorzichtig in de marinade zakken en dompel het zo veel mogelijk onder in de vloeistof. Dek de

kom goed af met plastic folie. Marineer 24 uur in de koelkast, één keer keren.

3. Haal het varkensvlees uit de marinade. Giet de marinade in een middelgrote pan. Breng aan de kook; kook gedurende 5 minuten. Haal van het vuur en laat afkoelen. Opzij zetten.

4. Voor een houtskoolbarbecue: schik medium-hete kolen rond een lekbak. Test op middelhoog vuur boven de pan. Leg het vlees op het grillrooster boven de lekbak. Dek af en gril gedurende 2½ tot 3 uur of tot een direct afleesbare thermometer die in het midden van het gebraad is gestoken, 140 ° F registreert. (Voor een gasgrill, verwarm de grill voor. Zet het vuur laag tot medium. Pas aan voor indirect koken. Leg het vlees op het grillrooster boven de brander die is uitgeschakeld. Dek af en grill zoals aangegeven.) Haal het vlees van de grill. Dek losjes af met folie en laat 10 minuten staan voordat je gaat snijden of trekken.

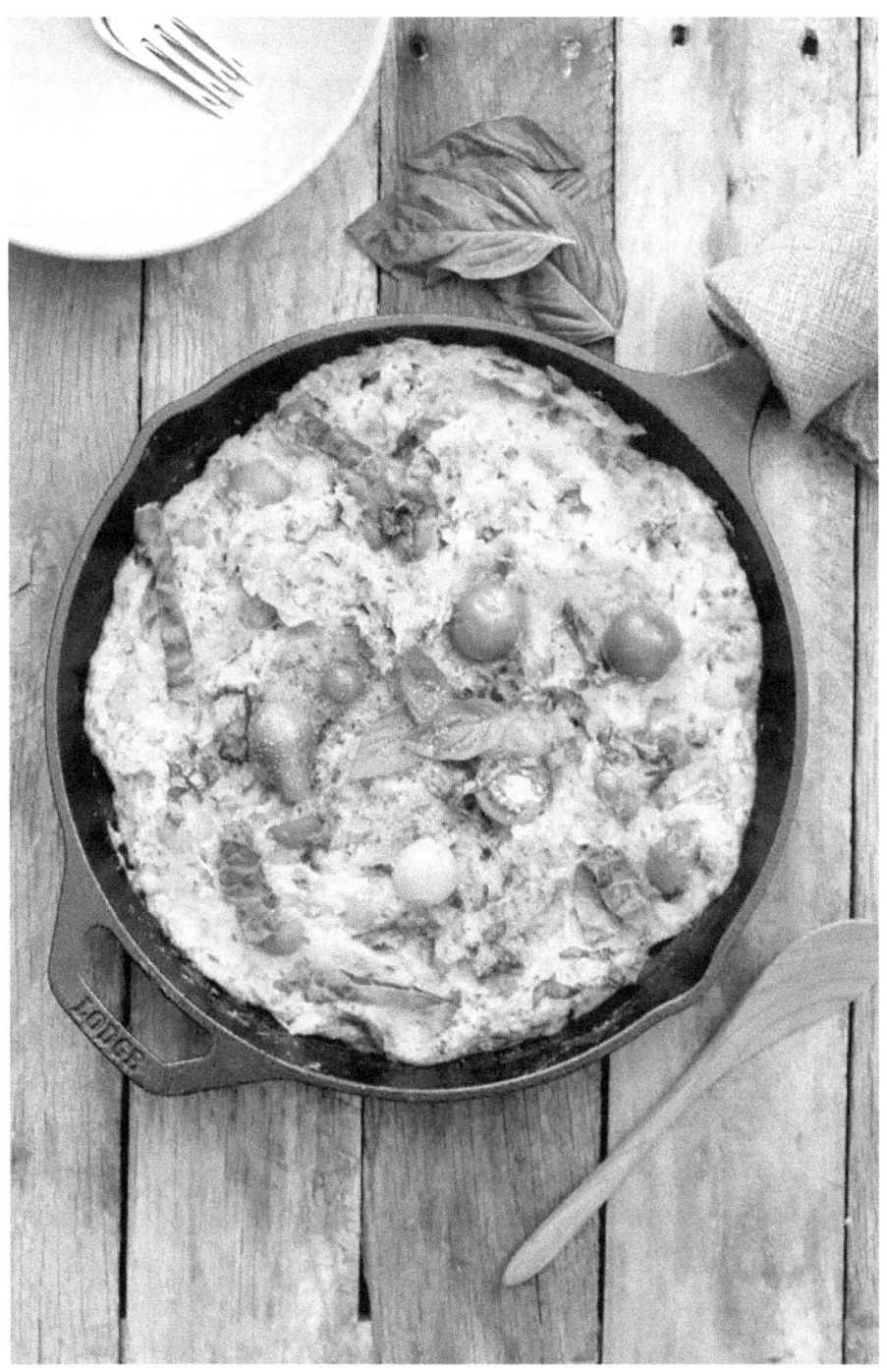

VARKENSROLLADE MET ITALIAANSE KRUIDEN EN GROENTEN

VOORBEREIDING: 20 minuten gebraden: 2 uur 25 minuten staan: 10 minuten maakt: 8 porties

"VERS IS HET LEKKERST" IS EEN GOEDE MANTRATE VOLGEN ALS HET OM KOKEN GAAT. GEDROOGDE KRUIDEN WERKEN ECHTER HEEL GOED IN RUBS VOOR VLEES. WANNEER KRUIDEN WORDEN GEDROOGD, ZIJN HUN SMAKEN GECONCENTREERD. WANNEER ZE IN CONTACT KOMEN MET HET VOCHT VAN HET VLEES, GEVEN ZE HUN SMAKEN ERAAN AF, ZOALS IN DIT GEBRADEN VLEES IN ITALIAANSE STIJL OP SMAAK GEBRACHT MET PETERSELIE, VENKEL, OREGANO, KNOFLOOK EN PITTIGE GEPLETTE RODE PEPER.

- 2 eetlepels gedroogde peterselie, geplet
- 2 eetlepels venkelzaad, geplet
- 4 theelepels gedroogde oregano, geplet
- 1 theelepel versgemalen zwarte peper
- ½ theelepel gemalen rode peper
- 4 teentjes knoflook, fijngehakt
- 1 schoudergebraad van 4 pond met been
- 1 tot 2 eetlepels olijfolie
- 1¼ kopjes water
- 2 middelgrote uien, geschild en in partjes gesneden
- 1 grote venkelknol, schoongemaakt, klokhuis verwijderd en in partjes gesneden
- 2 pond spruitjes

1. Verwarm de oven voor op 325°F. Meng in een kleine kom peterselie, venkelzaad, oregano, zwarte peper, geplette rode peper en knoflook; opzij zetten. Maak het varkensgebraad indien nodig los. Snijd vet van vlees. Wrijf

het vlees aan alle kanten in met het kruidenmengsel. Indien gewenst, retie braadstuk om het bij elkaar te houden.

2. Verhit olie in een Nederlandse oven op middelhoog vuur. Braad het vlees aan alle kanten bruin in de hete olie. Vet afvoeren. Giet het water in de Nederlandse oven rond het gebraden vlees. Braad, onafgedekt, gedurende 1½ uur. Schik uien en venkel rond varkensgebraad. Dek af en braad nog 30 minuten.

3. Snijd ondertussen de stengels van de spruitjes en verwijder eventuele verwelkte buitenste bladeren. Snij de spruitjes doormidden. Voeg spruitjes toe aan de Nederlandse oven en schik ze over andere groenten. Dek af en braad nog 30 tot 35 minuten of tot groenten en vlees gaar zijn. Leg het vlees op een serveerschaal en dek af met folie. Laat 15 minuten staan alvorens te snijden. Gooi groenten met pan-sappen om te coaten. Verwijder de groenten met een schuimspaan op de serveerschaal of een kom; deksel om warm te blijven.

4. Schep met een grote lepel vet uit pan-sappen. Giet resterende pan-sappen door een zeef. Snijd varkensvlees, verwijder het bot. Serveer vlees met groenten en pannensappen.

VARKENSVLEESMOL UIT DE SLOWCOOKER

VOORBEREIDING: 20 minuten slowcooking: 8 tot 10 uur (low) of 4 tot 5 uur (high)
maakt: 8 porties

MET KOMIJN, KORIANDER, OREGANO, TOMATEN, AMANDELEN, ROZIJNEN, CHILI EN CHOCOLADE, DEZE RIJKE EN PITTIGE SAUS HEEFT VEEL TE BIEDEN - OP EEN HELE GOEDE MANIER. HET IS EEN IDEALE MAALTIJD OM 'S OCHTENDS MEE TE BEGINNEN VOORDAT JE EROPUIT TREKT. ALS JE THUISKOMT, IS HET ETEN BIJNA KLAAR EN RUIKT JE HUIS HEERLIJK.

- 1 schoudergebraad van 3 pond zonder been
- 1 kopje grof gesneden ui
- 3 teentjes knoflook, in plakjes
- 1½ kopje Beef Bone Bouillon (zie recept), Kippenbottenbouillon (zie recept), of runder- of kippenbouillon zonder zout
- 1 eetlepel gemalen komijn
- 1 eetlepel gemalen koriander
- 2 theelepels gedroogde oregano, geplet
- 1 blik van 15 ounce in blokjes gesneden tomaten zonder zout, uitgelekt
- 1 6-ounce kan tomatenpuree zonder zout toevoegen
- ½ kopje geschaafde amandelen, geroosterd (zie tip)
- ¼ kopje ongezwaveld gouden rozijnen of krenten
- 2 ons ongezoete chocolade (zoals Scharffen Berger 99% cacaoreep), grof gehakt
- 1 gedroogde hele ancho of chipotle chilipeper
- 2 4-inch kaneelstokjes
- ¼ kopje geknipte verse koriander
- 1 avocado, geschild, ontpit en in dunne plakjes gesneden
- 1 limoen, in partjes gesneden
- ⅓ kopje geroosterde ongezouten groene pompoenpitten (optioneel) (zie tip)

1. Snij vet van varkensgebraad. Snijd indien nodig vlees om in een slowcooker van 5 tot 6 liter te passen; opzij zetten.

2. Combineer ui en knoflook in de slowcooker. Roer in een glazen maatbeker met 2 kopjes Beef Bone Broth, komijn, koriander en oregano door elkaar; giet in het kooktoestel. Roer de in blokjes gesneden tomaten, tomatenpuree, amandelen, rozijnen, chocolade, gedroogde chilipeper en kaneelstokjes erdoor. Plaats vlees in het fornuis. Lepel er wat van het tomatenmengsel over. Dek af en kook op laag vuur gedurende 8 tot 10 uur of op hoog vuur gedurende 4 tot 5 uur of tot het varkensvlees zacht is.

3. Breng varkensvlees over naar een snijplank; enigszins afkoelen. Trek met twee vorken het vlees in reepjes uit elkaar. Bedek het vlees met folie en zet apart.

4. Verwijder gedroogde chilipeper en kaneelstokjes en gooi ze weg. Schep met een grote lepel het vet uit het tomatenmengsel. Doe het tomatenmengsel in een blender of keukenmachine. Dek af en mix of verwerk tot bijna glad. Doe de pulled pork en saus terug in de slowcooker. Houd warm op laag vuur tot het serveren, maximaal 2 uur.

5. Roer vlak voor het serveren de koriander erdoor. Serveer mol in kommen en garneer met plakjes avocado, partjes limoen en, indien gewenst, pompoenpitten.

MET KARWIJ GEKRUIDE STOOFPOT VAN VARKENSVLEES EN POMPOEN

VOORBEREIDING: 30 minuten koken: 1 uur maakt: 4 porties

GEPEPERDE MOSTERDGROENTEN EN FLESPOMPOEN VOEG LEVENDIGE KLEUREN EN EEN HELE REEKS VITAMINES - EVENALS VEZELS EN FOLIUMZUUR - TOE AAN DEZE STOOFPOT GEKRUID MET OOST-EUROPESE SMAKEN.

- 1 1¼ tot 1½ pond varkensschoudergebraad
- 1 eetlepel paprikapoeder
- 1 eetlepel karwijzaad, fijngehakt
- 2 theelepels droge mosterd
- ¼ theelepel cayennepeper
- 2 eetlepels geraffineerde kokosolie
- 8 ons verse champignons, in dunne plakjes gesneden
- 2 stengels bleekselderij, kruislings in plakjes van 1 inch gesneden
- 1 kleine rode ui, in dunne partjes gesneden
- 6 teentjes knoflook, fijngehakt
- 5 kopjes kippenbottenbouillon (zie recept) of kippenbouillon zonder zout
- 2 kopjes in blokjes gesneden, gepelde flespompoen
- 3 kopjes grof gehakte, getrimde mosterdgroenten of groene kool
- 2 eetlepels geknipte verse salie
- ¼ kopje vers citroensap

1. Snijd vet van varkensvlees. Snijd varkensvlees in blokjes van 1½ inch; plaats in een grote kom. Combineer paprika, karwijzaad, droge mosterd en cayennepeper in een kleine kom. Strooi over varkensvlees, gooi om gelijkmatig te coaten.

2. Verhit kokosolie in een Nederlandse oven van 4 tot 5 liter op middelhoog vuur. Voeg de helft van het vlees toe; kook

tot ze bruin zijn, af en toe roeren. Vlees uit de pan halen. Herhaal met het resterende vlees. Zet vlees opzij.

3. Voeg champignons, selderij, rode ui en knoflook toe aan de Nederlandse oven. Laat 5 minuten koken, af en toe roeren. Leg het vlees terug in de Nederlandse oven. Voeg voorzichtig kippenbottenbouillon toe. Breng aan de kook; verminder hitte. Dek af en laat 45 minuten sudderen. Roer de pompoen erdoor. Dek af en laat nog 10 tot 15 minuten sudderen of tot varkensvlees en pompoen gaar zijn. Roer de mosterdgroenten en salie erdoor. Laat 2 tot 3 minuten koken of tot de groenten zacht zijn. Roer het citroensap erdoor.

MET FRUIT GEVULDE TOP LOIN ROAST MET BRANDEWIJN SAUS

VOORBEREIDING: 30 minuten koken: 10 minuten braden: 1 uur 15 minuten laten staan: 15 minuten maakt: 8 tot 10 porties

DIT ELEGANTE BRAADSTUK IS PERFECT VOOREEN SPECIALE GELEGENHEID OF FAMILIEBIJEENKOMST, VOORAL IN DE HERFST. DE SMAKEN - APPELS, NOOTMUSKAAT, GEDROOGD FRUIT EN PECANNOTEN - VANGEN DE ESSENTIE VAN DAT SEIZOEN. SERVEER HET MET PUREE VAN ZOETE AARDAPPELEN EN BOSBESSEN EN GEROOSTERDE BIETENKOOLSALADE (ZIERECEPT).

GEBRADEN

- 1 eetlepel olijfolie
- 2 kopjes gehakte, geschilde Granny Smith-appels (ongeveer 2 medium)
- 1 sjalot, fijngehakt
- 1 eetlepel fijngesneden verse tijm
- ¾ theelepel versgemalen zwarte peper
- ⅛ theelepel gemalen nootmuskaat
- ½ kopje geknipte ongezwaveld gedroogde abrikozen
- ¼ kopje gehakte pecannoten, geroosterd (zietip)
- 1 kopje kippenbottenbouillon (zierecept) of kippenbouillon zonder zout
- 1 3-pond varkenshaas zonder been gebraden (enkele lende)

BRANDEWIJN SAUS

- 2 eetlepels appelcider
- 2 eetlepels brandewijn
- 1 theelepel Dijon-stijl mosterd (zierecept)
- Vers gemalen zwarte peper

1. Verhit voor de vulling olijfolie in een grote koekenpan op middelhoog vuur. Voeg appels, sjalot, tijm, ¼ theelepel

peper en nootmuskaat toe; kook gedurende 2 tot 4 minuten of tot appels en sjalot zacht en licht goudbruin zijn, af en toe roeren. Roer de abrikozen, pecannoten en 1 eetlepel bouillon erdoor. Kook, onafgedekt, gedurende 1 minuut om abrikozen zacht te maken. Haal van het vuur en zet opzij.

2. Verwarm de oven voor op 325°F. Vlinder het varkensgebraad door een lengtesnede in het midden van het gebraad te maken, tot op ½ inch van de andere kant. Spreid het gebraad open. Plaats het mes in de V-snede, horizontaal gericht naar een kant van de V, en snijd tot op ½ inch van de zijkant. Herhaal aan de andere kant van de V. Spreid het gebraad open en dek af met plasticfolie. Werk vanuit het midden naar de randen en sla het gebraad met een vleeshamer tot het ongeveer ¾ inch dik is. Verwijder de plastic folie en gooi deze weg. Verdeel de vulling over de bovenkant van het gebraad. Rol het gebraad vanaf een korte kant in een spiraal. Bind op verschillende plaatsen met keukentouw van 100% katoen om het gebraad bij elkaar te houden. Bestrooi het gebraad met de resterende ½ theelepel peper.

3. Leg het gebraad op een rooster in een ondiepe braadpan. Steek een oventhermometer in het midden van het gebraad (niet in de vulling). Rooster, onbedekt, gedurende 1 uur en 15 minuten tot 1 uur en 30 minuten of tot de thermometer 145°F registreert. Verwijder het gebraad en dek losjes af met folie; laat 15 minuten staan alvorens te snijden.

4. Roer ondertussen voor Brandewijnsaus de resterende bouillon en appelcider door de druppels in de pan en klop om de gebruinde stukjes los te schrapen. Zeef de druppels in een middelgrote pan. Breng aan de kook; kook ongeveer 4 minuten of tot de saus met een derde is verminderd. Roer de brandewijn en mosterd in Dijon-stijl erdoor. Breng op smaak met extra peper. Serveer de saus bij het varkensgebraad.

VARKENSGEBRAAD IN PORCHETTA-STIJL

VOORBEREIDING: 15 minuten marineren: een nacht laten staan: 40 minuten braden: 1 uur maakt: 6 porties

TRADITIONELE ITALIAANSE PORCHETTA(SOMS GESPELD ALS PORKETTA IN HET AMERIKAANS-ENGELS) IS EEN SPEENVARKEN ZONDER BEEN, GEVULD MET KNOFLOOK, VENKEL, PEPER EN KRUIDEN ZOALS SALIE OF ROZEMARIJN, AAN HET SPIT GEDAAN EN BOVEN HOUT GEROOSTERD. HET IS MEESTAL OOK ZWAAR GEZOUTEN. DEZE PALEOVERSIE IS VEREENVOUDIGD EN ERG LEKKER. VERVANG DE SALIE DOOR VERSE ROZEMARIJN, ALS JE WILT, OF GEBRUIK EEN MIX VAN DE TWEE KRUIDEN.

- 1 2- tot 3-pond varkenslende zonder been
- 2 eetlepels venkelzaad
- 1 theelepel zwarte peperkorrels
- ½ theelepel gemalen rode peper
- 6 teentjes knoflook, fijngehakt
- 1 eetlepel fijngeraspte sinaasappelschil
- 1 eetlepel geknipte verse salie
- 3 eetlepels olijfolie
- ½ kopje droge witte wijn
- ½ kopje kippenbotbouillon (zie recept) of kippenbouillon zonder zout

1. Haal het varkensgebraad uit de koelkast; laat 30 minuten op kamertemperatuur staan. Rooster ondertussen in een kleine koekenpan de venkelzaadjes op middelhoog vuur, onder regelmatig roeren, ongeveer 3 minuten of tot ze donker van kleur en geurig zijn; koel. Breng over naar een kruidenmolen of schone koffiemolen. Voeg peperkorrels

en geplette rode peper toe. Maal tot middelfijne consistentie. (Niet vermalen tot een poeder.)

2. Verwarm de oven voor op 325°F. Meng in een kleine kom gemalen kruiden, knoflook, sinaasappelschil, salie en olijfolie tot een pasta. Leg het varkensgebraad op een rek in een kleine braadpan. Wrijf het mengsel over varkensvlees. (Desgewenst plaats gekruid varkensvlees in een 9 × 13 × 2-inch glazen ovenschaal. Dek af met plasticfolie en zet een nacht in de koelkast om te marineren. Breng het vlees voor het koken over naar een braadpan en laat het 30 minuten op kamertemperatuur staan voor het koken .)

3. Geroosterd varkensvlees gedurende 1 tot 1½ uur of tot een direct afleesbare thermometer in het midden van het gebraad 145°F registreert. Leg het gebraad op een snijplank en dek losjes af met folie. Laat 10 tot 15 minuten staan alvorens te snijden.

4. Giet ondertussen pan-sappen in een glazen maatbeker. Mager vet van bovenaf; opzij zetten. Plaats braadpan op kookplaatbrander. Giet wijn en kippenbotbouillon in de pan. Breng aan de kook op middelhoog vuur en roer om eventuele gebruinde stukjes los te schrapen. Kook ongeveer 4 minuten of tot het mengsel iets is ingekookt. Klop gereserveerde pannensappen erdoor; deformatie. Snijd het varkensvlees in plakjes en serveer met saus.

TOMATILLO-GESTOOFDE VARKENSLENDE

VOORBEREIDING: 40 minuten braden: 10 minuten koken: 20 minuten braden: 40 minuten laten staan: 10 minuten maakt: 6 tot 8 porties

TOMATILLOS HEBBEN EEN KLEVERIGE, SAPPIGE COATINGONDER HUN PAPIEREN HUIDEN. NADAT JE DE SCHIL HEBT VERWIJDERD, SPOEL JE ZE SNEL AF ONDER STROMEND WATER EN ZE ZIJN KLAAR VOOR GEBRUIK.

1 pond tomatillos, gepeld, gesteeld en gespoeld

4 serranopepers, gesteeld, gezaaid en gehalveerd (zie tip)

2 jalapeños, gesteeld, gezaaid en gehalveerd (zie tip)

1 grote gele paprika, gesteeld, gezaaid en gehalveerd

1 grote oranje paprika, gesteeld, gezaaid en gehalveerd

2 eetlepels olijfolie

1 2- tot 2½-pond varkenslende zonder been

1 grote gele ui, geschild, gehalveerd en in dunne plakjes gesneden

4 teentjes knoflook, fijngehakt

¾ kopje water

¼ kopje vers limoensap

¼ kopje geknipte verse koriander

1. Verwarm de vleeskuikens voor op hoog. Bekleed een bakplaat met folie. Schik tomatillos, serrano-chilipepers, jalapeños en paprika's op de voorbereide bakplaat. Rooster groenten 10 cm van het vuur tot ze goed verkoold zijn, draai de tomatillos af en toe en verwijder de groenten als ze verkoold worden, ongeveer 10 tot 15 minuten. Doe serranos, jalapeños en tomatillos in een kom. Leg de paprika's op een bord. Zet groenten opzij om af te koelen.

2. Verhit olie in een grote koekenpan op middelhoog vuur tot het glinstert. Dep varkensgebraad droog met schoon

keukenpapier en voeg toe aan de koekenpan. Bak tot ze aan alle kanten goed bruin zijn, zodat het gebraad gelijkmatig bruin wordt. Leg het gebraad op een schaal. Zet het vuur laag tot medium. Voeg ui toe aan koekenpan; kook en roer gedurende 5 tot 6 minuten of tot ze goudbruin zijn. Voeg knoflook toe; kook nog 1 minuut. Haal de koekenpan van het vuur.

3. Verwarm de oven voor op 350°F. Combineer voor tomatillosaus tomatillos, serranos en jalapeños in een keukenmachine of blender. Dek af en mix of verwerk tot een gladde massa; voeg toe aan de ui in de koekenpan. Zet de koekenpan terug op het vuur. Breng aan de kook; kook gedurende 4 tot 5 minuten of tot het mengsel donker en dik is. Roer het water, limoensap en koriander erdoor.

4. Verspreid tomatillosaus in een ondiepe braadpan of rechthoekige ovenschaal van 3 liter. Leg het varkensgebraad in de saus. Dek stevig af met folie. Rooster 40 tot 45 minuten of tot een direct afleesbare thermometer in het midden van het gebraad 140 ° F aangeeft.

5. Paprika's in reepjes snijden. Roer de tomatensaus in de pan erdoor. Tent losjes met folie; laat 10 minuten staan. Snijd vlees; roer saus. Serveer gesneden varkensvlees royaal gegarneerd met tomatensaus.

MET ABRIKOOS GEVULDE VARKENSHAAS

VOORBEREIDING:20 minuten braden: 45 minuten stand: 5 minuten maakt: 2 tot 3 porties

- 2 middelgrote verse abrikozen, grof gehakt
- 2 eetlepels ongezwavelde rozijnen
- 2 eetlepels gehakte walnoten
- 2 theelepels geraspte verse gember
- ¼ theelepel gemalen kardemom
- 1 12-ounce varkenshaas
- 1 eetlepel olijfolie
- 1 eetlepel Dijon-stijl mosterd (zie recept)
- ¼ theelepel zwarte peper

1. Verwarm de oven voor op 375°F. Bekleed een bakplaat met folie; plaats een braadrooster op de bakplaat.

2. Roer in een kleine kom de abrikozen, rozijnen, walnoten, gember en kardemom door elkaar.

3. Maak een lengtesnede in het midden van het varkensvlees, tot op ½ inch van de andere kant. Vlinder het open. Leg het varkensvlees tussen twee lagen plastic folie. Gebruik de platte kant van een vleeshamer om het vlees lichtjes te kloppen tot ongeveer ⅓ inch dik. Vouw het uiteinde naar binnen om een gelijkmatige rechthoek te maken. Klop het vlees lichtjes aan om het gelijkmatig dik te maken.

4. Verdeel het abrikozenmengsel over het varkensvlees. Begin aan het smalle uiteinde en rol het varkensvlees op. Bind met keukentouw van 100% katoen, eerst in het midden en daarna met intervallen van 1 inch. Leg het gebraad op het rooster.

5. Roer de olijfolie en mosterd in Dijon-stijl door elkaar; borstel over het gebraad. Bestrooi het gebraad met peper. Rooster 45 tot 55 minuten of tot een direct afleesbare thermometer die in het midden van het gebraad is gestoken, 140 ° F registreert. Laat 5 tot 10 minuten staan alvorens aan te snijden.

KRUIDENKORST VARKENSHAASJE MET KROKANTE KNOFLOOKOLIE

VOORBEREIDING: 15 minuten braden: 30 minuten koken: 8 minuten laten staan: 5 minuten maakt: 6 porties

- ⅓ kopje Dijon-stijl mosterd (zie recept)
- ¼ kopje geknipte verse peterselie
- 2 eetlepels geknipte verse tijm
- 1 eetlepel geknipte verse rozemarijn
- ½ theelepel zwarte peper
- 2 12-ounce varkenshaasjes
- ½ kopje olijfolie
- ¼ kopje gehakte verse knoflook
- ¼ tot 1 theelepel geplette rode peper

1. Verwarm de oven voor op 450°F. Bekleed een bakplaat met folie; plaats een braadrooster op de bakplaat.

2. Roer in een kleine kom de mosterd, peterselie, tijm, rozemarijn en zwarte peper tot een pasta. Verdeel het mosterd-kruidenmengsel over de bovenkant en zijkanten van het varkensvlees. Breng varkensvlees over naar het braadrek. Plaats gebraad in de oven; verlaag de temperatuur tot 375°F. Rooster gedurende 30 tot 35 minuten of tot een direct afleesbare thermometer die in het midden van het braadstuk is gestoken, 140 ° F registreert. Laat 5 tot 10 minuten staan alvorens aan te snijden.

3. Meng ondertussen voor knoflookolie de olijfolie en knoflook in een kleine steelpan. Kook op middelhoog vuur gedurende 8 tot 10 minuten of tot de knoflook goudbruin is en knapperig begint te worden (laat de knoflook niet

verbranden). Haal van het vuur; roer de geplette rode peper erdoor. Snijd varkensvlees; lepel knoflookolie over de plakjes voor het opdienen.

INDISCH GEKRUID VARKENSVLEES MET KOKOSSAUS

BEGIN TOT EINDE: 20 minuten maakt: 2 porties

3 theelepels kerriepoeder
2 theelepels zoutvrije garam masala
1 theelepel gemalen komijn
1 theelepel gemalen koriander
1 12-ounce varkenshaas
1 eetlepel olijfolie
½ kopje natuurlijke kokosmelk (zoals het merk Nature's Way)
¼ kopje geknipte verse koriander
2 eetlepels geknipte verse munt

1. Roer in een kleine kom 2 theelepels kerriepoeder, garam masala, komijn en koriander door elkaar. Snijd varkensvlees in plakjes van ½ inch dik; bestrooi met kruiden..

2. Verhit olijfolie in een grote koekenpan op middelhoog vuur. Voeg plakjes varkensvlees toe aan de koekenpan; kook gedurende 7 minuten, één keer keren. Verwijder varkensvlees uit de koekenpan; deksel om warm te blijven. Voeg voor saus kokosmelk en de resterende 1 theelepel kerriepoeder toe aan de koekenpan, roer om eventuele stukjes op te schrapen. Laat 2 tot 3 minuten sudderen. Roer koriander en munt erdoor. Voeg varkensvlees toe; kook tot het erdoorheen is verwarmd, lepel saus over het varkensvlees.

VARKENSVLEES SCALOPPINI MET GEKRUIDE APPELS EN KASTANJES

VOORBEREIDING: 20 minuten koken: 15 minuten maakt: 4 porties

2 12-ounce varkenshaasjes
1 eetlepel uienpoeder
1 eetlepel knoflookpoeder
½ theelepel zwarte peper
2 tot 4 eetlepels olijfolie
2 Fuji- of Pink Lady-appels, geschild, klokhuis verwijderd en grof gehakt
¼ kopje fijngehakte sjalotjes
¾ theelepel gemalen kaneel
⅛ theelepel gemalen kruidnagel
⅛ theelepel gemalen nootmuskaat
½ kopje kippenbotbouillon (zie recept) of kippenbouillon zonder zout
2 eetlepels vers citroensap
½ kopje gepelde geroosterde kastanjes, gehakt* of gehakte pecannoten
1 eetlepel geknipte verse salie

1. Snijd de ossenhaas schuin in plakken van ½ cm dik. Leg de plakjes varkensvlees tussen twee vellen plasticfolie. Sla met de platte kant van een vleeshamer tot het dun is. Bestrooi plakjes met uienpoeder, knoflookpoeder en zwarte peper.

2. Verhit in een grote koekenpan 2 eetlepels olijfolie op middelhoog vuur. Bak varkensvlees, in porties, gedurende 3 tot 4 minuten, één keer keren en indien nodig olie toevoegen. Leg varkensvlees op een bord; afdekken en warm houden.

3. Verhoog het vuur tot middelhoog. Voeg de appels, sjalotten, kaneel, kruidnagel en nootmuskaat toe. Kook en roer

gedurende 3 minuten. Roer de kippenbottenbouillon en het citroensap erdoor. Dek af en kook gedurende 5 minuten. Haal van het vuur; roer de kastanjes en salie erdoor. Serveer het appelmengsel over varkensvlees.

*Opmerking: om kastanjes te roosteren, verwarm de oven voor op 400°F. Snijd een X in een kant van de kastanjeschaal. Hierdoor zal de schaal tijdens het koken loskomen. Leg de kastanjes op een bakblik en rooster ze 30 minuten of tot de schaal loskomt van de noot en de noten zacht zijn. Wikkel de geroosterde kastanjes in een schone theedoek. Schil de schelpen en schil van de geelwitte noot.

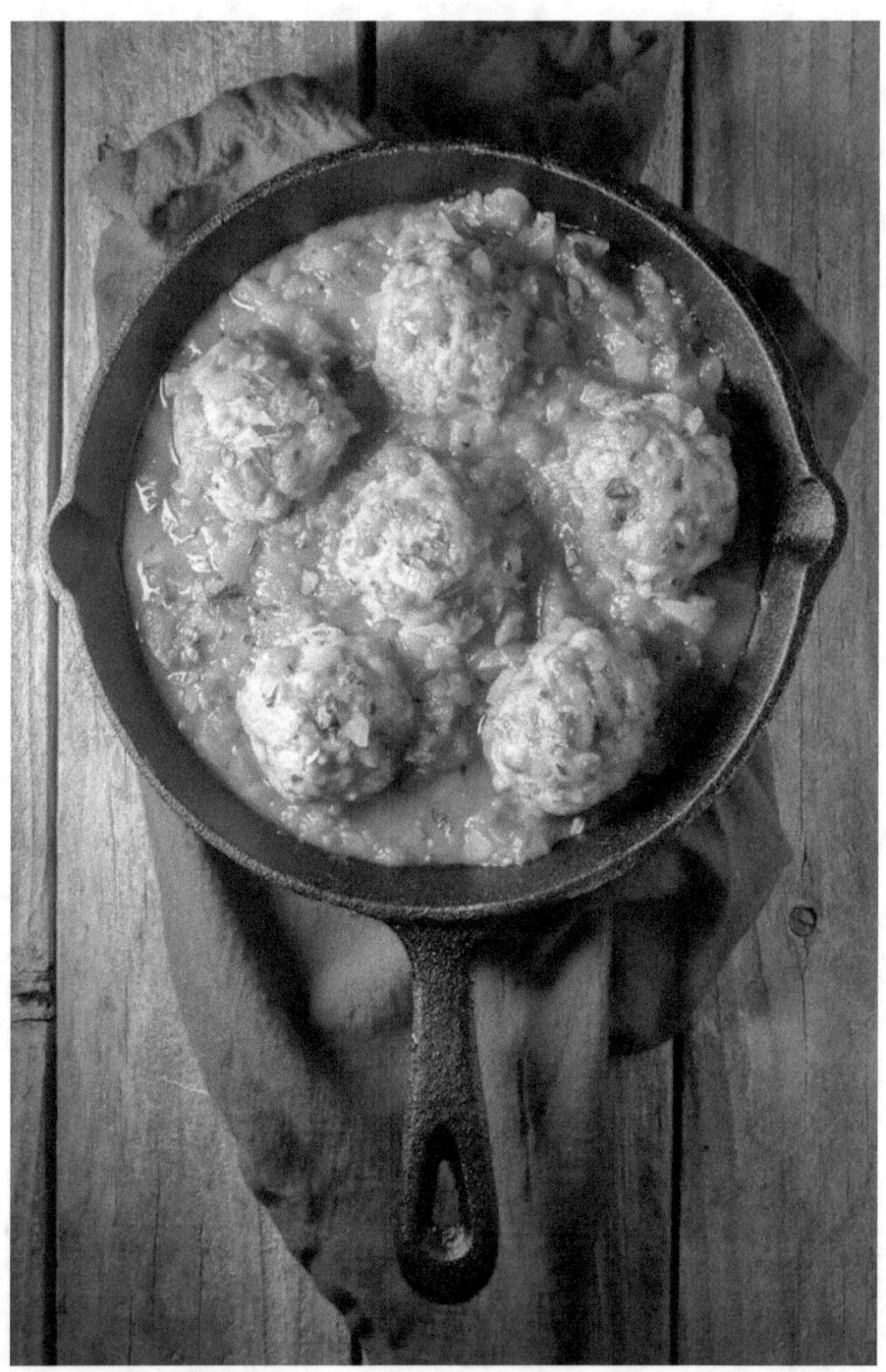

VARKENSVLEES FAJITA ROERBAK

VOORBEREIDING: 20 minuten koken: 22 minuten maakt: 4 porties

1 pond varkenshaas, in reepjes van 2 inch gesneden
3 eetlepels zoutvrije fajita kruiden of Mexicaanse kruiden (zie recept)
2 eetlepels olijfolie
1 kleine ui, dun gesneden
½ rode paprika, ontpit en in dunne plakjes gesneden
½ oranje paprika, zaad verwijderd en in dunne plakjes gesneden
1 jalapeño, gesteeld en in dunne plakjes gesneden (zie tip) (optioneel)
½ theelepel komijnzaad
1 kopje dun gesneden verse champignons
3 eetlepels vers limoensap
½ kopje geknipte verse koriander
1 avocado, ontpit, geschild en in blokjes gesneden
Gewenste salsa (zie recepten)

1. Bestrooi het varkensvlees met 2 eetlepels fajita kruiden. Verhit in een extra grote koekenpan 1 eetlepel olie op middelhoog vuur. Voeg de helft van het varkensvlees toe; kook en roer ongeveer 5 minuten of tot het niet meer roze is. Doe het vlees in een kom en dek af om het warm te houden. Herhaal met de resterende olie en varkensvlees.

2. Zet het vuur op medium. Voeg de resterende 1 eetlepel fajita-kruiden, ui, paprika, jalapeño en komijn toe. Kook en roer ongeveer 10 minuten of tot de groenten gaar zijn. Doe al het vlees en de opgehoopte sappen terug in de koekenpan. Roer de champignons en het limoensap erdoor. Kook tot het is opgewarmd. Haal de koekenpan van het vuur; roer de koriander erdoor. Serveer met avocado en gewenste salsa.

VARKENSHAASJE MET PORT EN PRUIMEN

VOORBEREIDING:10 minuten braden: 12 minuten staan: 5 minuten maakt: 4 porties

PORT IS EEN VERSTERKTE WIJN,WAT BETEKENT DAT ER EEN GEEST AAN IS TOEGEVOEGD DIE LIJKT OP BRANDEWIJN OM HET FERMENTATIEPROCES TE STOPPEN. HIERDOOR ZIT ER MEER RESTSUIKER IN DAN RODE TAFELWIJN EN IS DAARDOOR ZOETER VAN SMAAK. HET IS NIET IETS DAT JE ELKE DAG WILT DRINKEN, MAAR AF EN TOE EEN BEETJE KOKEN IS PRIMA.

2 12-ounce varkenshaasjes

2½ theelepel gemalen koriander

¼ theelepel zwarte peper

2 eetlepels olijfolie

1 sjalot, in plakjes

½ kopje portwijn

½ kopje kippenbotbouillon (zie<u>recept</u>) of kippenbouillon zonder zout

20 ontpitte ongezwaveld gedroogde pruimen (pruimen)

½ theelepel gemalen rode peper

2 theelepels geknipte verse dragon

1. Verwarm de oven voor op 400°F. Bestrooi het varkensvlees met 2 theelepels koriander en zwarte peper.

2. Verhit olijfolie in een grote ovenvaste koekenpan op middelhoog vuur. Voeg ossenhaas toe aan de koekenpan. Kook tot ze aan alle kanten bruin zijn en gelijkmatig bruin worden, ongeveer 8 minuten. Plaats de koekenpan in de oven. Rooster, onafgedekt, ongeveer 12 minuten of tot een direct afleesbare thermometer die in het midden van het gebraad is gestoken, 140 ° F registreert. Leg de

varkenshaasjes op een snijplank. Dek losjes af met aluminiumfolie en laat 5 minuten staan.

3. Giet ondertussen voor de saus het vet uit de koekenpan en bewaar 1 eetlepel. Kook de sjalot in de gereserveerde druppels in de koekenpan op middelhoog vuur ongeveer 3 minuten of tot ze bruin en zacht zijn. Voeg port toe aan de koekenpan. Breng al roerend aan de kook om eventueel gebruinde stukjes los te schrapen. Voeg kippenbottenbouillon, gedroogde pruimen, geplette rode peper en de resterende ½ theelepel koriander toe. Kook op middelhoog vuur om iets te verminderen, ongeveer 1 tot 2 minuten. Roer de dragon erdoor.

4. Snijd het varkensvlees in plakjes en serveer met pruimen en saus.

MOO SHU-STIJL VARKENSVLEES IN SLABEKERS MET SNEL INGEMAAKTE GROENTEN

BEGIN TOT EINDE: 45 minuten maakt: 4 porties

ALS JE EEN TRADITIONEEL MOO SHU-GERECHT HEBT GEHAD IN EEN CHINEES RESTAURANT WEET JE DAT HET EEN HARTIGE VLEES- EN GROENTEVULLING IS DIE WORDT GEGETEN IN DUNNE PANNENKOEKEN MET EEN ZOETE PRUIMEN- OF HOISINSAUS. DEZE LICHTERE EN FRISSERE PALEOVERSIE BESTAAT UIT VARKENSVLEES, CHINESE KOOL EN SHIITAKE-PADDENSTOELEN, GEROERBAKT IN GEMBER EN KNOFLOOK EN GESERVEERD IN SLAWRAPS MET KNAPPERIGE INGEMAAKTE GROENTEN.

INGEMAAKTE GROENTEN

- 1 kopje julienne gesneden wortelen
- 1 kopje in julienne gesneden daikon-radijs
- ¼ kopje gesnipperde rode ui
- 1 kop ongezoet appelsap
- ½ kopje ciderazijn

VARKENSVLEES

- 2 eetlepels olijfolie of geraffineerde kokosolie
- 3 eieren, licht losgeklopt
- 8 ons varkenslende, in reepjes van 2 × ½ inch gesneden
- 2 theelepels gehakte verse gember
- 4 teentjes knoflook, fijngehakt
- 2 kopjes dun gesneden Chinese kool
- 1 kopje dun gesneden shiitake-paddenstoelen
- ¼ kopje dun gesneden lente-uitjes

8 Boston slablaadjes

1. Voor snel ingemaakte groenten: meng de wortels, daikon en ui in een grote kom. Voor pekel: verwarm het appelsap en de azijn in een pan tot er stoom opkomt. Giet de pekel over de groenten in de kom; dek af en laat afkoelen tot het klaar is om te serveren.

2. Verhit in een grote koekenpan 1 eetlepel olie op middelhoog vuur. Klop de eieren lichtjes met een garde. Voeg eieren toe aan de koekenpan; kook, zonder te roeren, tot het op de bodem is gezet, ongeveer 3 minuten. Draai het ei voorzichtig om met een flexibele spatel en bak aan de andere kant. Laat het ei uit de pan op een schaal glijden.

3. Zet de koekenpan terug op het vuur; voeg de resterende 1 eetlepel olie toe. Voeg de varkensreepjes, gember en knoflook toe. Kook en roer ongeveer 4 minuten op middelhoog vuur of tot het varkensvlees niet meer roze is. Voeg de kool en champignons toe; kook en roer ongeveer 4 minuten of tot de kool verwelkt, de champignons zacht worden en het varkensvlees gaar is. Haal de koekenpan van het vuur. Snijd het gekookte ei in reepjes. Roer de eierreepjes en lente-uitjes voorzichtig door het varkensvleesmengsel. Serveer in slablaadjes en top met ingemaakte groenten.

VARKENSKARBONADES MET MACADAMIA'S, SALIE, VIJGEN EN PUREE VAN ZOETE AARDAPPELEN

VOORBEREIDING: 15 minuten koken: 25 minuten maakt: 4 porties

GECOMBINEERD MET PUREE VAN ZOETE AARDAPPELEN, DEZE SAPPIGE KARBONADES MET SALIE ZIJN EEN PERFECTE HERFSTMAALTIJD - EN EEN DIE SNEL TE MAKEN IS, WAARDOOR HET PERFECT IS VOOR EEN DRUKKE DOORDEWEEKSE AVOND.

4 varkenslendekarbonades zonder been, gesneden van 3,5 cm dik

3 eetlepels geknipte verse salie

¼ theelepel zwarte peper

3 eetlepels macadamia notenolie

2 pond zoete aardappelen, geschild en in stukken van 1 inch gesneden

¾ kopje gehakte macadamianoten

½ kopje gehakte gedroogde vijgen

⅓ kopje Beef Bone Bouillon (zie recept) of runderbouillon zonder zout

1 eetlepel vers citroensap

1. Bestrooi beide kanten van de karbonades met 2 eetlepels salie en de peper; wrijf in met je vingers. Verhit in een grote koekenpan 2 eetlepels olie op middelhoog vuur. Voeg karbonades toe aan de koekenpan; kook gedurende 15 tot 20 minuten of tot het gaar is (145 ° F), draai halverwege het koken een keer om. Karbonades overbrengen naar een bord; deksel om warm te blijven.

2. Combineer ondertussen in een grote pan zoete aardappelen en voldoende water om te bedekken. Breng aan de kook; verminder hitte. Dek af en laat 10 tot 15 minuten sudderen of tot de aardappelen gaar zijn. Aardappelen

afgieten. Voeg de resterende eetlepel macadamia-olie toe aan de aardappelen en pureer tot ze romig zijn; blijf warm.

3. Voeg voor saus macadamia-noten toe aan de koekenpan; kook op middelhoog vuur tot ze geroosterd zijn. Voeg gedroogde vijgen en de resterende 1 eetlepel salie toe; kook gedurende 30 seconden. Voeg runderbottenbouillon en citroensap toe aan de koekenpan en roer om eventuele gebruinde stukjes los te schrapen. Lepel saus over karbonades en serveer met puree van zoete aardappelen.

KOEKENPAN-GEROOSTERDE ROZEMARIJN-LAVENDEL VARKENSKARBONADES MET DRUIVEN EN GEROOSTERDE WALNOTEN

VOORBEREIDING: 10 minuten koken: 6 minuten braden: 25 minuten maakt: 4 porties

DE DRUIVEN ROOSTEREN SAMEN MET DE KARBONADESVERSTERKT HUN SMAAK EN ZOETHEID. SAMEN MET DE KNAPPERIGE GEROOSTERDE WALNOTEN EN EEN SNUFJE VERSE ROZEMARIJN VORMEN ZE EEN HEERLIJKE TOPPING VOOR DEZE HARTIGE KARBONADES.

2 eetlepels geknipte verse rozemarijn

1 eetlepel geknipte verse lavendel

½ theelepel knoflookpoeder

½ theelepel zwarte peper

4 varkenslende karbonades, gesneden 1¼ inch dik (ongeveer 3 pond)

1 eetlepel olijfolie

1 grote sjalot, dun gesneden

1½ kopje rode en/of groene pitloze druiven

½ kopje droge witte wijn

¾ kopje grof gehakte walnoten

Geknipte verse rozemarijn

1. Verwarm de oven voor op 375°F. Meng in een kleine kom 2 eetlepels rozemarijn, lavendel, knoflookpoeder en peper. Wrijf het kruidenmengsel gelijkmatig in de karbonades. Verhit olijfolie in een extra grote ovenvaste koekenpan op middelhoog vuur. Voeg karbonades toe aan de koekenpan; kook gedurende 6 tot 8 minuten of tot ze aan beide kanten

bruin zijn. Karbonades overbrengen naar een bord; afdekken met folie.

2. Voeg de sjalot toe aan de koekenpan. Kook en roer op middelhoog vuur gedurende 1 minuut. Druiven en wijn toevoegen. Kook nog ongeveer 2 minuten, roer om eventuele gebruinde stukjes los te schrapen. Doe de karbonades terug in de koekenpan. Plaats de koekenpan in de oven; rooster gedurende 25 tot 30 minuten of tot de karbonades gaar zijn (145 ° F).

3. Verdeel ondertussen de walnoten in een ondiepe bakvorm. Voeg toe aan de oven met karbonades. Rooster ongeveer 8 minuten of tot ze geroosterd zijn, roer één keer om gelijkmatig te roosteren.

4. Bestrooi de karbonades met druiven en geroosterde walnoten om te serveren. Bestrooi met extra verse rozemarijn.

VARKENSKARBONADES ALLA FIORENTINA MET GEGRILDE BROCCOLI RABE

VOORBEREIDING:20 minuten grillen: 20 minuten marineren: 3 minuten maakt: 4 portiesFOTO

"ALLA FIORENTINA"BETEKENT IN WEZEN 'IN DE STIJL VAN FLORENCE'. DIT RECEPT IS GESTILEERD NAAR BISTECCA ALLA FIORENTINA, EEN TOSCAANSE T-BONE GEGRILD BOVEN EEN HOUTVUUR MET DE EENVOUDIGSTE SMAAKSTOFFEN - MEESTAL ALLEEN OLIJFOLIE, ZOUT, ZWARTE PEPER EN EEN SCHEUTJE VERSE CITROEN OM HET AF TE MAKEN.

- 1 pond broccoli rabe
- 1 eetlepel olijfolie
- 4 6- tot 8-ounce varkenslendekarbonades met been, gesneden van 1½ tot 2 inch dik
- Grofgemalen zwarte peper
- 1 citroen
- 4 teentjes knoflook, dun gesneden
- 2 eetlepels geknipte verse rozemarijn
- 6 verse salieblaadjes, gehakt
- 1 theelepel geplette rode pepervlokken (of naar smaak)
- ½ kopje olijfolie

1. Blancheer de broccoli rabe in een grote pan 1 minuut in kokend water. Breng onmiddellijk over in een kom met ijswater. Laat de broccoli rabe uitlekken op een met keukenpapier beklede bakplaat en dep zo droog mogelijk met extra keukenpapier. Haal keukenpapier van de bakplaat. Besprenkel de broccoli rabe met 1 eetlepel

olijfolie, meng om te coaten; zet apart tot klaar om te grillen.

2. Bestrooi beide kanten van de karbonades met grofgemalen peper; opzij zetten. Verwijder met een dunschiller de reepjes schil van de citroen (bewaar de citroen voor een ander gebruik). Strooi citroenschilreepjes, gesneden knoflook, rozemarijn, salie en geplette rode peper op een grote serveerschaal; opzij zetten.

3. Voor een houtskoolbarbecue verplaatst u de meeste hete kolen naar één kant van de grill en laat u wat kolen onder de andere kant van de grill. Schroei de karbonades 2 tot 3 minuten direct boven de hete kolen of tot er een bruine korst ontstaat. Draai de karbonades om en schroei nog 2 minuten aan de andere kant. Verplaats de karbonades naar de andere kant van de grill. Dek af en gril gedurende 10 tot 15 minuten of tot het gaar is (145°F). (Voor een gasgrill, verwarm de grill voor; verminder het vuur aan één kant van de grill tot medium. Schroei karbonades zoals hierboven aangegeven op hoog vuur. Verplaats naar de middelhoge kant van de grill; ga verder zoals hierboven aangegeven.)

4. Leg de karbonades op de schaal. Besprenkel karbonades met de ½ kopje olijfolie, draai ze om beide kanten te bedekken. Laat de karbonades 3 tot 5 minuten marineren voordat je ze serveert, draai ze een of twee keer om het vlees te laten trekken met de smaken van de citroenschil, knoflook en kruiden.

5. Terwijl de karbonades rusten, gril je de rabe van de broccoli om licht te verkolen en door te warmen. Schik broccoli

rabe op de schaal met de karbonades; lepel wat van de marinade over elke karbonade en broccoli rabe voor het opdienen.

MET ESCAROLE GEVULDE VARKENSKARBONADES

VOORBEREIDING: 20 minuten koken: 9 minuten maakt: 4 porties

ESCAROLE KAN ALS GROENE SALADE WORDEN GEGETEN OF LICHT GEBAKKEN MET KNOFLOOK IN OLIJFOLIE VOOR EEN SNEL BIJGERECHT. HIER, GECOMBINEERD MET OLIJFOLIE, KNOFLOOK, ZWARTE PEPER, GEPLETTE RODE PEPER EN CITROEN, VORMT HET EEN PRACHTIGE FELGROENE VULLING VOOR SAPPIGE IN DE PAN GESCHROEIDE KARBONADES.

4 6- tot 8-ounce karbonades met been, gesneden ¾ inch dik
½ van een middelgrote escarole, fijngehakt
4 eetlepels olijfolie
1 eetlepel vers citroensap
¼ theelepel zwarte peper
¼ theelepel gemalen rode peper
2 grote teentjes knoflook, fijngehakt
Olijfolie
1 eetlepel geknipte verse salie
¼ theelepel zwarte peper
⅓ kopje droge witte wijn

1. Snijd met een schilmesje een diepe zak van ongeveer 5 cm breed in de gebogen kant van elke karbonade; opzij zetten.

2. Combineer in een grote kom escarole, 2 eetlepels olijfolie, citroensap, ¼ theelepel zwarte peper, geplette rode peper en knoflook. Vul elke karbonade met een vierde van het mengsel. Bestrijk karbonades met olijfolie. Bestrooi met salie en ¼ theelepel gemalen zwarte peper.

3. Verhit in een extra grote koekenpan de resterende 2 eetlepels olijfolie op middelhoog vuur. Schroei het varkensvlees in 4 minuten aan elke kant goudbruin. Leg karbonades op een bord. Voeg wijn toe aan de koekenpan en schraap alle gebruinde stukjes weg. Verminder pansappen gedurende 1 minuut.

4. Besprenkel karbonades met pannensappen voor het opdienen.

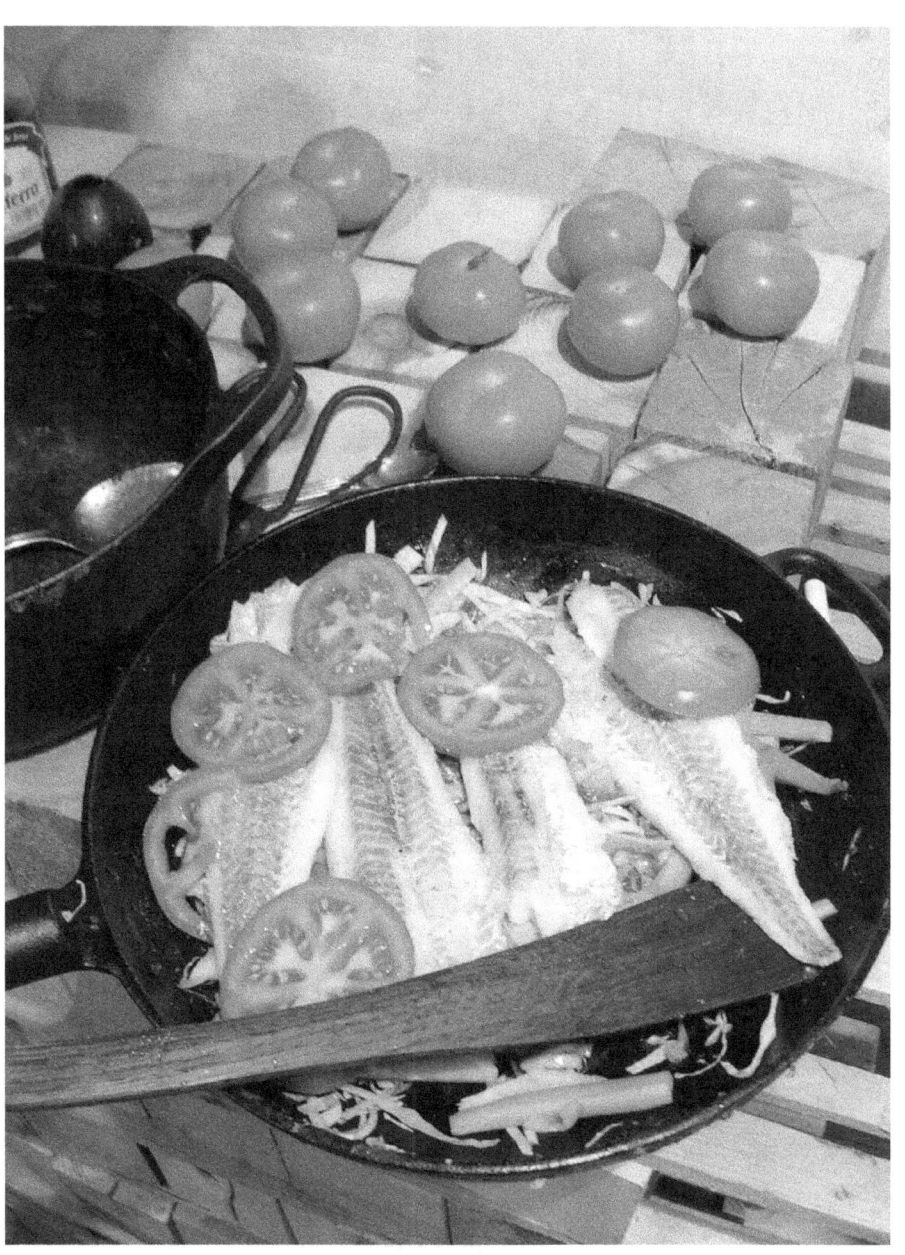

VARKENSKARBONADES MET EEN KORST VAN DIJON-PECANNOTEN

VOORBEREIDING: 15 minuten koken: 6 minuten bakken: 3 minuten maakt: 4 porties FOTO

DEZE KARBONADES MET MOSTERD EN NOTENKORST KAN NIET EENVOUDIGER TE MAKEN ZIJN - EN DE SMAAKWINST IS VEEL GROTER DAN DE INSPANNING. PROBEER ZE EENS MET KANEELGEROOSTERDE FLESPOMPOEN (ZIE RECEPT), NEOKLASSIEKE WALDORFSALADE (ZIE RECEPT), OF SALADE VAN SPRUITJES EN APPEL (ZIE RECEPT).

- ⅓ kopje fijngehakte pecannoten, geroosterd (zie tip)
- 1 eetlepel geknipte verse salie
- 3 eetlepels olijfolie
- 4 in het midden gesneden karbonades met been, ongeveer 2,5 cm dik (ongeveer 2 pond in totaal)
- ½ theelepel zwarte peper
- 2 eetlepels olijfolie
- 3 eetlepels Dijon-stijl mosterd (zie recept)

1. Verwarm de oven voor op 400°F. Meng in een kleine kom pecannoten, salie en 1 eetlepel olijfolie.

2. Bestrooi varkenskarbonades met peper. Verhit in een grote ovenvaste koekenpan de resterende 2 eetlepels olijfolie op hoog vuur. Karbonades toevoegen; kook ongeveer 6 minuten of tot ze aan beide kanten bruin zijn, één keer keren. Haal de koekenpan van het vuur. Smeer mosterd in Dijon-stijl op de karbonades; bestrooi met het pecannotenmengsel en druk lichtjes in de mosterd.

3. Plaats de koekenpan in de oven. Bak gedurende 3 tot 4 minuten of tot de karbonades gaar zijn (145°F).

WALNOOT-CRUSTED VARKENSVLEES MET BLACKBERRY SPINAZIE SALADE

VOORBEREIDING: 30 minuten koken: 4 minuten maakt: 4 porties

VARKENSVLEES HEEFT VAN NATURE EEN ZOETE SMAAK DAT GOED COMBINEERT MET FRUIT. HOEWEL DE GEBRUIKELIJKE VERDACHTEN HERFSTFRUIT ZOALS APPELS EN PEREN ZIJN - OF STEENFRUIT ZOALS PERZIKEN, PRUIMEN EN ABRIKOZEN - IS VARKENSVLEES OOK HEERLIJK MET BRAMEN, DIE EEN ZOETZURE, WIJNACHTIGE SMAAK HEBBEN.

- 1⅔ kopjes bramen
- 1 eetlepel plus 1½ theelepel water
- 3 eetlepels walnotenolie
- 1 eetlepel plus 1½ theelepel witte wijnazijn
- 2 eieren
- ¾ kopje amandelmeel
- ⅓ kopje fijngehakte walnoten
- 1 eetlepel plus 1½ theelepel Mediterrane Kruiden (zie recept)
- 4 varkenskoteletten of karbonades zonder been (1 tot 1½ pond totaal)
- 6 kopjes verse babyspinazieblaadjes
- ½ kopje gescheurde verse basilicumblaadjes
- ½ kopje gesnipperde rode ui
- ½ kopje gehakte walnoten, geroosterd (zie tip)
- ¼ kopje geraffineerde kokosolie

1. Combineer voor bramenvinaigrette in een kleine steelpan 1 kopje bramen en het water. Breng aan de kook; verminder hitte. Laat sudderen, afgedekt, gedurende 4 tot 5 minuten of totdat de bessen zacht zijn en de kleur helder kastanjebruin wordt, af en toe roeren. Haal van het vuur; enigszins afkoelen. Giet ongedraineerde bramen in een

blender of keukenmachine; dek af en mix of verwerk tot een gladde massa. Druk met de achterkant van een lepel de gepureerde bessen door een fijnmazige zeef; gooi zaden en vaste stoffen weg. Klop in een middelgrote kom gezeefde bessen, walnotenolie en azijn bij elkaar; opzij zetten.

2. Bekleed een grote bakplaat met bakpapier; opzij zetten. Klop in een ondiepe schaal de eieren lichtjes los met een vork. Meng in een andere ondiepe schaal amandelmeel, de ⅓ kop fijngehakte walnoten en mediterrane kruiden. Doop de varkenskoteletten een voor een in de eieren en vervolgens in het walnotenmengsel, draai ze gelijkmatig om. Leg gecoate varkenskoteletten op een voorbereide bakplaat; opzij zetten.

3. Combineer spinazie en basilicum in een grote kom. Verdeel de greens over vier serveerschalen en leg ze langs één kant van de borden. Top met de resterende ⅔ kopje bessen, de rode ui en de ½ kopje geroosterde walnoten. Besprenkel met bramenvinaigrette.

4. Verhit kokosolie in een extra grote koekenpan op middelhoog vuur. Voeg varkenskoteletten toe aan de koekenpan; kook ongeveer 4 minuten of tot het gaar is (145 ° F), een keer draaien. Voeg varkenskoteletten toe aan borden met salade.

VARKENSSCHNITZEL MET ZOETZURE RODE KOOL

VOORBEREIDING: 20 minuten koken: 45 minuten maakt: 4 porties

IN DE "PALEO-PRINCIPES" GEDEELTE VAN DIT BOEK, AMANDELMEEL (OOK WEL AMANDELMEEL GENOEMD) WORDT VERMELD ALS EEN NIET-PALEO-INGREDIËNT - NIET OMDAT AMANDELMEEL INHERENT SLECHT IS, MAAR OMDAT HET VAAK WORDT GEBRUIKT OM ANALOGEN TE MAKEN VAN BROWNIES, CAKES, KOEKJES, ENZ. EEN VAST ONDERDEEL ZIJN VAN EEN REAL PALEODIEET®. MET MATE GEBRUIKT ALS COATING VOOR EEN DUNNE SINT-JAKOBSSCHELP VAN GEBAKKEN VARKENSVLEES OF GEVOGELTE, ZOALS HIER, IS GEEN PROBLEEM.

KOOL

- 2 eetlepels olijfolie
- 1 kop gehakte rode ui
- 6 kopjes dun gesneden rode kool (ongeveer de helft van een kop)
- 2 Granny Smith-appels, geschild, klokhuis verwijderd en in blokjes gesneden
- ¾ kopje vers sinaasappelsap
- 3 eetlepels ciderazijn
- ½ theelepel karwijzaad
- ½ theelepel selderijzaad
- ½ theelepel zwarte peper

VARKENSVLEES

- 4 varkenskarbonades zonder been, gesneden ½ inch dik
- 2 kopjes amandelmeel
- 1 eetlepel gedroogde citroenschil
- 2 theelepels zwarte peper
- ¾ theelepel gemalen piment

1 groot ei
¼ kopje amandelmelk
3 eetlepels olijfolie
Citroenpartjes

1. Verhit voor zoetzure kool in een Nederlandse oven van 6 liter olijfolie op middelhoog vuur. Voeg ui toe; kook gedurende 6 tot 8 minuten of tot ze zacht en lichtbruin zijn. Voeg kool toe; kook en roer gedurende 6 tot 8 minuten of tot de kool knapperig is. Voeg appels, sinaasappelsap, azijn, karwijzaad, selderijzaad en ½ theelepel peper toe. Breng aan de kook; zet het vuur laag. Dek af en kook gedurende 30 minuten, af en toe roerend. Ontdek en kook tot de vloeistof iets is verminderd.

2. Leg ondertussen voor varkensvlees karbonades tussen twee vellen plasticfolie of vetvrij papier. Klop met de platte kant van een vleeshamer of deegroller tot een dikte van ongeveer ¼ inch; opzij zetten.

3. Combineer amandelmeel, gedroogde citroenschil, 2 theelepels peper en piment in een ondiepe schaal. Klop in een andere ondiepe schaal het ei en de amandelmelk door elkaar. Bestrijk de varkensschnitzels lichtjes met de gekruide bloem en schud het teveel eraf. Doop in het eimengsel, dan weer in de gekruide bloem, schud het teveel eraf. Herhaal met de resterende schnitzels.

4. Verhit olijfolie in een grote koekenpan op middelhoog vuur. Voeg 2 schnitzels toe aan de pan. Bak 6 tot 8 minuten of tot de schnitzels goudbruin en gaar zijn, één keer keren. Schnitzels overbrengen naar een warme schotel. Herhaal met de resterende 2 schnitzels.

5. Serveer schnitzels met kool en partjes citroen.

GEROOKTE BABY BACK RIBS MET APPEL-MOSTERD DWEILSAUS

WEKEN:1 uur staan: 15 minuten roken: 4 uur koken: 20 minuten maakt: 4 porties<u>FOTO</u>

DE RIJKE SMAAK EN VLEZIGE TEXTUURVAN GEROOKTE RIBBEN VRAAGT OM IETS KOELS EN KNAPPERIGS OM ERBIJ TE HOREN. BIJNA ELKE SLAW ZAL HET DOEN, MAAR DE VENKELSLAW (ZIE<u>RECEPT</u>EN AFGEBEELD<u>HIER</u>), IS BIJZONDER GOED.

RIBBEN
- 8 tot 10 stukjes appel- of hickoryhout
- 3 tot 3½ pond varkenslende baby back ribs
- ¼ kopje Smoky Seasoning (zie<u>recept</u>)

SAUS
- 1 medium kokende appel, geschild, klokhuis verwijderd en in dunne plakjes gesneden
- ¼ kopje gehakte ui
- ¼ kopje water
- ¼ kopje ciderazijn
- 2 eetlepels Dijon-stijl mosterd (zie<u>recept</u>)
- 2 tot 3 eetlepels water

1. Week de houtblokken minstens 1 uur voor het roken met rook in voldoende water zodat ze onder staan. Giet af voor gebruik. Snijd zichtbaar vet van ribben. Trek indien nodig het dunne vlies van de achterkant van de ribben. Leg de ribben in een grote ondiepe pan. Bestrooi gelijkmatig met Smoky Seasoning; wrijf in met je vingers. Laat 15 minuten op kamertemperatuur staan.

2. Leg in een rookoven voorverwarmde kolen, uitgelekte houtblokken en een waterpan volgens de aanwijzingen van de fabrikant. Giet water in de pan. Leg de ribben met de botkanten naar beneden op het grillrooster boven de waterpan. (Of leg de ribben in een ribrek; plaats het ribrek op het grillrek.) Dek af en rook gedurende 2 uur. Houd tijdens het roken een temperatuur van ongeveer 225°F in de roker. Voeg indien nodig extra kolen en water toe om de temperatuur en het vochtgehalte op peil te houden.

3. Ondertussen, voor dweilsaus, combineer in een kleine steelpan appelschijfjes, ui en het ¼ kopje water. Breng aan de kook; verminder hitte. Sudderen, afgedekt, gedurende 10 tot 12 minuten of tot de appelschijfjes heel zacht zijn, af en toe roeren. Iets afkoelen; breng ongedraineerde appel en ui over naar een keukenmachine of blender. Dek af en verwerk of mix tot een gladde massa. Doe de puree terug in de pan. Roer azijn en mosterd in Dijon-stijl erdoor. Kook op middelhoog vuur gedurende 5 minuten, af en toe roerend. Voeg 2 tot 3 eetlepels water toe (of meer, indien nodig) om de saus de consistentie van een vinaigrette te geven. Verdeel de saus in drieën.

4. Bestrijk de ribben na 2 uur royaal met een derde van de dweilsaus. Dek af en rook nog 1 uur. Bestrijk opnieuw met nog een derde van de dweilsaus. Wikkel elke plak ribben in zware folie en plaats de ribben terug op de roker, indien nodig in lagen op elkaar. Dek af en rook nog 1 tot 1½ uur of tot de ribben zacht zijn.*

5. Haal de ribben uit de verpakking en bestrijk ze met het resterende derde deel van de dweilsaus. Snijd ribben tussen de botten om te serveren.

*Tip: Om de malsheid van de spareribs te testen, verwijdert u voorzichtig de folie van één van de plakken ribbetjes. Pak de ribplaat op met een tang en houd de plaat bij het bovenste kwart van de plaat vast. Draai de ribplaat om zodat de vlezige kant naar beneden wijst. Als de ribben zacht zijn, zou de plak uit elkaar moeten vallen als je hem oppakt. Als het niet mals is, wikkel het dan opnieuw in folie en blijf de ribben gaar roken.

OVEN BBQ LANDELIJKE VARKENSRIBBETJES MET VERSE ANANASSLA

VOORBEREIDING:20 minuten koken: 8 minuten bakken: 1 uur 15 minuten maakt: 4 porties

VARKENSRIBBETJES IN LANDELIJKE STIJL ZIJN VLEZIG,GOEDKOOP, EN ALS HET OP DE JUISTE MANIER WORDT BEHANDELD - ZOALS LAAG EN LANGZAAM GEKOOKT IN EEN PUINHOOP VAN BARBECUESAUS - WORDT HET SMELTEND MALS.

2 pond varkensribbetjes in landelijke stijl zonder been
¼ theelepel zwarte peper
1 eetlepel geraffineerde kokosolie
½ kopje vers sinaasappelsap
1½ kopje BBQ-saus (zie recept)
3 kopjes geraspte groene en/of rode kool
1 kopje geraspte wortelen
2 kopjes fijngehakte ananas
⅓ kopje Bright Citrus Vinaigrette (zie recept)
BBQ-saus (zie recept) (optioneel)

1. Verwarm de oven voor op 350°F. Bestrooi varkensvlees met peper. Verhit kokosolie in een extra grote koekenpan op middelhoog vuur. Voeg varkensribbetjes toe; kook gedurende 8 tot 10 minuten of tot ze bruin zijn en gelijkmatig bruin worden. Leg de ribben in een rechthoekige ovenschaal van 3 liter.

2. Voeg voor saus sinaasappelsap toe aan de koekenpan en roer om eventuele gebruinde stukjes op te schrapen. Roer

de 1½ kopje BBQ-saus erdoor. Giet de saus over de ribben. Keer de ribben om met saus (gebruik indien nodig een deegborstel om de saus over de ribben te strijken). Bedek de ovenschaal goed met aluminiumfolie.

3. Bak de ribben 1 uur. Verwijder de folie en bestrijk de ribben met saus uit de ovenschaal. Bak nog ongeveer 15 minuten of tot de ribben zacht en bruin zijn en de saus iets is ingedikt.

4. Combineer ondertussen voor ananassla kool, wortelen, ananas en Bright Citrus Vinaigrette. Dek af en zet in de koelkast tot het moment van serveren.

5. Serveer de spareribs met slaw en eventueel extra BBQ Sauce.

PITTIGE VARKENSGOULASH

VOORBEREIDING: 20 minuten koken: 40 minuten maakt: 6 porties

DEZE STOOFSCHOTEL IN HONGAARSE STIJL WORDT GESERVEERD OP EEN BEDJE VAN KNAPPERIGE, NAUWELIJKS GESLONKEN KOOL VOOR EEN EENGERECHT. PLET DE KARWIJZAADJES IN EEN VIJZEL EN STAMPER ALS JE DIE HEBT. ZO NIET, PLET ZE DAN ONDER DE BREDE KANT VAN EEN KOKSMES DOOR ZACHTJES MET JE VUIST OP HET MES TE DRUKKEN.

GOULASH

- 1½ pond gemalen varkensvlees
- 2 kopjes gehakte rode, oranje en/of gele paprika's
- ¾ kopje fijngehakte rode ui
- 1 kleine verse rode chilipeper, zonder zaadjes en fijngehakt (zie tip)
- 4 theelepels Smoky Seasoning (zie recept)
- 1 theelepel karwijzaad, geplet
- ¼ theelepel gemalen marjolein of oregano
- 1 14-ounce blik tomatenblokjes zonder zout, ongedraineerd
- 2 eetlepels rode wijnazijn
- 1 eetlepel fijn geraspte citroenschil
- ⅓ kopje geknipte verse peterselie

KOOL

- 2 eetlepels olijfolie
- 1 middelgrote ui, in plakjes
- 1 kleine kop groene of rode kool, ontpit en in dunne plakjes gesneden

1. Kook voor de goulash in een grote Nederlandse oven gemalen varkensvlees, paprika en ui op middelhoog vuur gedurende 8 tot 10 minuten of tot het varkensvlees niet meer roze is en de groenten knapperig zacht zijn, roer met

een houten lepel vlees te breken. Vet afvoeren. Zet het vuur laag; voeg rode chili, Smoky Seasoning, karwijzaad en marjolein toe. Dek af en kook gedurende 10 minuten. Voeg ongedraineerde tomaten en azijn toe. Breng aan de kook; verminder hitte. Sudderen, afgedekt, gedurende 20 minuten.

2. Verhit ondertussen, voor kool, in een extra grote koekenpan olie op middelhoog vuur. Voeg ui toe en kook tot ze zacht zijn, ongeveer 2 minuten. Voeg kool toe; roer om te combineren. Zet het vuur laag. Kook ongeveer 8 minuten of tot de kool zacht is, af en toe roeren.

3. Leg voor het serveren wat van het koolmengsel op een bord. Garneer met de goulash en bestrooi met citroenschil en peterselie.

ITALIAANSE WORST GEHAKTBALLETJES MARINARA MET GESNEDEN VENKEL EN UI SAUTÉ

VOORBEREIDING: 30 minuten bakken: 30 minuten koken: 40 minuten maakt: 4 tot 6 porties

DIT RECEPT IS EEN ZELDZAAM VOORBEELD VAN EEN INGEBLIKT PRODUCT DAT NET ZO GOED WERKT ALS, ZO NIET BETER DAN, DE VERSE VERSIE. TENZIJ JE TOMATEN HEBT DIE HEEL, HEEL RIJP ZIJN, KRIJG JE MET VERSE TOMATEN NIET ZO'N GOEDE CONSISTENTIE IN EEN SAUS ALS MET TOMATEN UIT BLIK. ZORG ER WEL VOOR DAT U EEN PRODUCT ZONDER ZOUT GEBRUIKT - EN, NOG BETER, BIOLOGISCH.

GEHAKTBALLEN

- 2 grote eieren
- ½ kopje amandelmeel
- 8 teentjes knoflook, fijngehakt
- 6 eetlepels droge witte wijn
- 1 eetlepel paprikapoeder
- 2 theelepels zwarte peper
- 1 theelepel venkelzaad, licht geplet
- 1 theelepel gedroogde oregano, geplet
- 1 theelepel gedroogde tijm, geplet
- ¼ tot ½ theelepel cayennepeper
- 1½ pond gemalen varkensvlees

MARINARA

- 2 eetlepels olijfolie
- 2 blikken van 15 ounce geplette tomaten zonder zout of een blik van 28 ounce geplette tomaten zonder zout
- ½ kopje geknipte verse basilicum

3 middelgrote venkelknollen, gehalveerd, klokhuis verwijderd en in dunne plakjes gesneden

1 grote zoete ui, gehalveerd en in dunne plakjes gesneden

1. Verwarm de oven voor op 375°F. Bekleed een bakplaat met grote randen met bakpapier; opzij zetten. Klop in een grote kom de eieren, het amandelmeel, 6 teentjes knoflook, 3 eetlepels wijn, de paprika, 1½ theelepel zwarte peper, het venkelzaad, oregano, tijm en cayennepeper door elkaar. Voeg het varkensvlees toe; Meng goed. Vorm het varkensvleesmengsel tot gehaktballen van 1½ inch (zou ongeveer 24 gehaktballen moeten hebben); schik in een enkele laag op de voorbereide bakplaat. Bak ongeveer 30 minuten of tot ze lichtbruin zijn, draai ze een keer om tijdens het bakken.

2. Ondertussen, voor marinarasaus, verwarm in een Nederlandse oven van 4 tot 6 liter 1 eetlepel olijfolie. Voeg de 2 resterende teentjes gehakte knoflook toe; kook ongeveer 1 minuut of tot ze net bruin beginnen te worden. Voeg snel de resterende 3 eetlepels wijn, de geplette tomaten en de basilicum toe. Breng aan de kook; verminder hitte. Sudderen, onafgedekt, gedurende 5 minuten. Roer de gekookte gehaktballetjes voorzichtig door de marinarasaus. Dek af en laat 25 tot 30 minuten sudderen.

3. Verhit ondertussen in een grote koekenpan de resterende 1 eetlepel olijfolie op middelhoog vuur. Roer de gesneden venkel en ui erdoor. Kook gedurende 8 tot 10 minuten of tot ze zacht en lichtbruin zijn, onder regelmatig roeren. Breng op smaak met de resterende ½ theelepel zwarte

peper. Serveer de gehaktballetjes en de marinarasaus over de venkel- en uiensauté.

MET VARKENSVLEES GEVULDE COURGETTEBOOTJES MET BASILICUM EN PIJNBOOMPITTEN

VOORBEREIDING: 20 minuten koken: 22 minuten bakken: 20 minuten maakt: 4 porties

KINDEREN ZULLEN DOL ZIJN OP DIT LEUKE GERECHT VAN UITGEHOLDE COURGETTE GEVULD MET GEMALEN VARKENSVLEES, TOMATEN EN PAPRIKA'S. ROER ER EVENTUEEL 3 EETLEPELS BASILICUMPESTO DOOR (ZIE RECEPT) IN PLAATS VAN DE VERSE BASILICUM, PETERSELIE EN PIJNBOOMPITTEN.

- 2 middelgrote courgettes
- 1 eetlepel extra vergine olijfolie
- 12 ons gemalen varkensvlees
- ¾ kopje gehakte ui
- 2 teentjes knoflook, fijngehakt
- 1 kopje gehakte tomaten
- ⅔ kopje fijngehakte gele of oranje paprika
- 1 theelepel venkelzaad, licht geplet
- ½ theelepel gemalen rode pepervlokken
- ¼ kopje geknipte verse basilicum
- 3 eetlepels geknipte verse peterselie
- 2 eetlepels pijnboompitten, geroosterd (zie tip) en grof gehakt
- 1 theelepel fijn geraspte citroenschil

1. Verwarm de oven voor op 350°F. Halveer de courgette in de lengte en schraap voorzichtig het midden eruit, laat een ¼-inch dikke schaal over. Hak de courgettepulp grof en zet opzij. Leg de courgettehelften met de snijkanten naar boven op een met folie beklede bakplaat.

2. Verhit voor het vullen de olijfolie in een grote koekenpan op middelhoog vuur. Voeg gemalen varkensvlees toe; kook tot het niet meer roze is, roer met een houten lepel om het vlees te breken. Vet afvoeren. Zet het vuur laag tot medium. Voeg de gereserveerde courgettepulp, ui en knoflook toe; kook en roer ongeveer 8 minuten of tot de ui zacht is. Roer de tomaten, paprika, venkelzaad en geplette rode peper erdoor. Kook ongeveer 10 minuten of tot de tomaten zacht zijn en beginnen af te breken. Haal de pan van het vuur. Roer de basilicum, peterselie, pijnboompitten en citroenschil erdoor. Verdeel de vulling over de courgetteschelpen, lichtjes ophopend. Bak gedurende 20 tot 25 minuten of tot de courgetteschelpen knapperig zacht zijn.

CURRY VARKENSVLEES EN ANANAS "NOODLE" BOWLS MET KOKOSMELK EN KRUIDEN

VOORBEREIDING: 30 minuten koken: 15 minuten bakken: 40 minuten maakt: 4 portiesFOTO

- 1 grote spaghettipompoen
- 2 eetlepels geraffineerde kokosolie
- 1 pond gemalen varkensvlees
- 2 eetlepels fijngehakte bosui
- 2 eetlepels vers limoensap
- 1 eetlepel fijngehakte verse gember
- 6 teentjes knoflook, fijngehakt
- 1 eetlepel fijngehakt citroengras
- 1 eetlepel rode currypoeder in Thaise stijl zonder zout
- 1 kopje gehakte rode paprika
- 1 kop gesnipperde ui
- ½ kopje julienne gesneden wortel
- 1 baby paksoi, in plakjes (3 kopjes)
- 1 kop gesneden verse champignons
- 1 of 2 Thaise vogelchilipepers, dun gesneden (zietip)
- 1 13,5-ounce kan natuurlijke kokosmelk (zoals Nature's Way)
- ½ kopje kippenbotbouillon (zierecept) of kippenbouillon zonder zout
- ¼ kopje vers ananassap
- 3 eetlepels ongezouten cashewboter zonder olie
- 1 kop in blokjes gesneden verse ananas, in blokjes
- Limoen partjes
- Verse koriander, munt en/of Thaise basilicum
- Gehakte geroosterde cashewnoten

1. Verwarm de oven voor op 400°F. Magnetron spaghetti squash op hoog gedurende 3 minuten. Snijd de pompoen voorzichtig in de lengte doormidden en schraap de zaadlijsten eruit. Wrijf 1 eetlepel kokosolie over de snijkanten van de pompoen. Leg de pompoenhelften met de snijkanten naar beneden op een bakplaat. Bak gedurende 40 tot 50 minuten of tot de pompoen gemakkelijk kan worden doorboord met een mes. Schraap met de tanden van een vork het vruchtvlees uit de schelpen en houd warm tot het moment van serveren.

2. Meng ondertussen in een middelgrote kom het varkensvlees, de lente-uitjes, het limoensap, de gember, de knoflook, het citroengras en het kerriepoeder; Meng goed. Verhit in een extra grote koekenpan de resterende 1 eetlepel kokosolie op middelhoog vuur. Voeg varkensvleesmengsel toe; kook tot het niet meer roze is, roer met een houten lepel om het vlees te breken. Voeg de paprika, ui en wortel toe; kook en roer ongeveer 3 minuten of tot de groenten knapperig zacht zijn. Roer de paksoi, champignons, chilipepers, kokosmelk, kippenbottenbouillon, ananassap en cashewboter erdoor. Breng aan de kook; verminder hitte. Ananas toevoegen; sudderen, onafgedekt, tot het erdoorheen is verwarmd.

3. Verdeel de spaghettipompoen over vier serveerschalen om te serveren. Schep de curried pork over de pompoen. Serveer met partjes limoen, kruiden en cashewnoten.

PITTIGE GEGRILDE VARKENSPASTEITJES MET PITTIGE KOMKOMMERSALADE

VOORBEREIDING: 30 minuten grill: 10 minuten stand: 10 minuten maakt: 4 porties

DE KNAPPERIGE KOMKOMMERSALADE OP SMAAK GEBRACHT MET VERSE MUNT IS EEN VERKOELENDE EN VERFRISSENDE AANVULLING OP DE PITTIGE VARKENSBURGERS.

- ⅓ kopje olijfolie
- ¼ kopje gehakte verse munt
- 3 eetlepels witte wijnazijn
- 8 teentjes knoflook, fijngehakt
- ¼ theelepel zwarte peper
- 2 middelgrote komkommers, zeer dun gesneden
- 1 kleine ui, in dunne reepjes gesneden (ongeveer ½ kopje)
- 1¼ tot 1½ pond gemalen varkensvlees
- ¼ kopje gehakte verse koriander
- 1 tot 2 medium verse jalapeño- of serranopepers, zonder zaadjes (indien gewenst) en fijngehakt (zie tip)
- 2 middelgrote rode paprika's, zonder zaadjes en in vieren gesneden
- 2 theelepels olijfolie

1. Klop in een grote kom ⅓ kopje olijfolie, munt, azijn, 2 teentjes gehakte knoflook en de zwarte peper door elkaar. Voeg gesneden komkommers en ui toe. Gooi tot goed bedekt. Dek af en laat afkoelen tot het klaar is om te serveren, een of twee keer roeren.

2. Combineer in een grote kom varkensvlees, koriander, chilipeper en de resterende 6 teentjes gehakte knoflook.

Vorm in vier ¾-inch dikke pasteitjes. Bestrijk de peperkwartjes lichtjes met de 2 theelepels olijfolie.

3. Plaats voor een houtskool- of gasbarbecue de pasteitjes en paprikakwartjes direct op middelhoog vuur. Dek af en gril tot een direct afleesbare thermometer die in de zijkanten van de varkenspasteitjes is gestoken, 160 ° F registreert en de kwartjes van de peper zacht en licht verkoold zijn, en de pasteitjes en de kwartjes van de peper halverwege het grillen een keer omdraaien. Wacht 10 tot 12 minuten voor pasteitjes en 8 tot 10 minuten voor de paprikakwartjes.

4. Als de paprikakwartjes gaar zijn, wikkel ze dan in een stuk folie om ze volledig te omsluiten. Laat ongeveer 10 minuten staan of tot het koel genoeg is om te hanteren. Schil met een scherp mes voorzichtig de schil van de paprika's. Paprika in de lengte in vieren snijden.

5. Roer de komkommersalade om te serveren en verdeel gelijkmatig over vier grote borden. Leg op elk bord een varkenshaasje. Stapel de plakjes rode paprika gelijkmatig op de pasteitjes.

COURGETTE-KORSTPIZZA MET ZONGEDROOGDE TOMATENPESTO, PAPRIKA EN ITALIAANSE WORST

VOORBEREIDING: 30 minuten koken: 15 minuten bakken: 30 minuten maakt: 4 porties

DIT IS PIZZA MET MES EN VORK. ZORG ERVOOR DAT JE DE WORST EN PAPRIKA LICHTJES IN DE MET PESTO GECOATE KORST DRUKT, ZODAT DE TOPPINGS VOLDOENDE HECHTEN OM DE PIZZA NETJES TE SNIJDEN.

- 2 eetlepels olijfolie
- 1 eetlepel fijngemalen amandelen
- 1 groot ei, licht losgeklopt
- ½ kopje amandelmeel
- 1 eetlepel geknipte verse oregano
- ¼ theelepel zwarte peper
- 3 teentjes knoflook, fijngehakt
- 3½ kopjes geraspte courgette (2 medium)
- Italiaanse worst (zie recept, onderstaand)
- 1 eetlepel extra vergine olijfolie
- 1 paprika (geel, rood of de helft van elk), ontpit en in zeer dunne reepjes gesneden
- 1 kleine ui, dun gesneden
- Zongedroogde Tomatenpesto (zie recept, onderstaand)

1. Verwarm de oven voor op 425°F. Borstel een 12-inch pizzapan met de 2 eetlepels olijfolie. Bestrooi met gemalen amandelen; opzij zetten.

2. Combineer voor de korst ei, amandelmeel, oregano, zwarte peper en knoflook in een grote kom. Leg de geraspte courgette in een schone handdoek of stuk kaasdoek. Wikkel strak

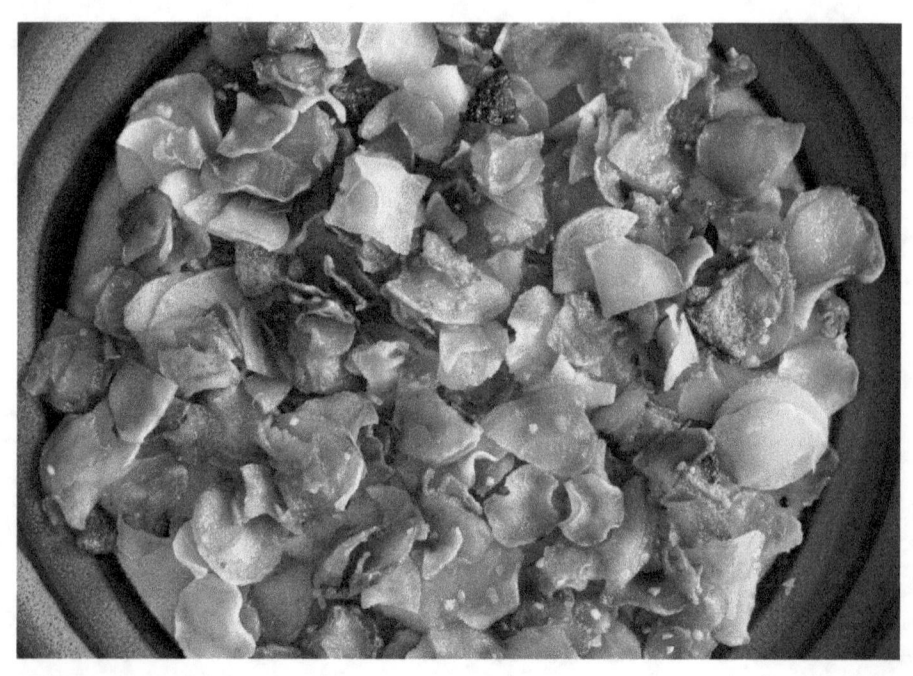

GEROOKTE CITROEN-KORIANDER LAMSBOUT MET GEGRILDE ASPERGES

WEKEN: 30 minuten voorbereiding: 20 minuten grill: 45 minuten stand: 10 minuten
maakt: 6 tot 8 porties

EENVOUDIG MAAR ELEGANT KENMERKT DIT GERECHTTWEE INGREDIËNTEN DIE HET BESTE TOT HUN RECHT KOMEN IN HET VOORJAAR: LAMSVLEES EN ASPERGES. HET ROOSTEREN VAN DE KORIANDERZAADJES VERSTERKT DE WARME, AARDSE, LICHT PITTIGE SMAAK.

1 kopje hickory-houtsnippers

2 eetlepels korianderzaad

2 eetlepels fijn geraspte citroenschil

1½ theelepel zwarte peper

2 eetlepels geknipte verse tijm

1 lamsbout zonder been van 2 tot 3 pond

2 bossen verse asperges

1 eetlepel olijfolie

¼ theelepel zwarte peper

1 citroen, in vieren gesneden

1. Minstens 30 minuten voor het roken met rook, in een kom de hickory-chips in voldoende water laten weken; opzij zetten. Rooster ondertussen in een kleine koekenpan de korianderzaadjes op middelhoog vuur ongeveer 2 minuten of tot ze geurig en knapperig zijn, en roer regelmatig. Verwijder de zaden uit de koekenpan; laten afkoelen. Als de zaden zijn afgekoeld, plet ze dan grof in een vijzel (of plaats de zaden op een snijplank en plet ze met de achterkant van een houten lepel). Combineer in

een kleine kom gemalen korianderzaad, citroenschil, de 1½ theelepel peper en tijm; opzij zetten.

2. Verwijder eventueel aanwezig gaas van lamsbraadstuk. Leg het gebraad op een werkvlak open met de vette kant naar beneden. Strooi de helft van het kruidenmengsel over vlees; wrijf in met je vingers. Rol het gebraad op en bind het vast met vier tot zes stukken keukentouw van 100% katoen. Strooi het resterende kruidenmengsel over de buitenkant van het gebraad en druk lichtjes aan om te hechten.

3. Voor een houtskoolbarbecue: schik medium-hete kolen rond een lekbak. Test op middelhoog vuur boven de pan. Strooi de uitgelekte houtsnippers over de kolen. Leg het lamsgebraad op het grillrooster boven de lekbak. Dek af en rook gedurende 40 tot 50 minuten voor medium (145°F). (Voor een gasgrill, verwarm de grill voor. Zet het vuur laag tot medium. Pas aan voor indirect koken. Rook zoals hierboven, behalve voeg uitgelekte houtsnippers toe volgens de aanwijzingen van de fabrikant.) Dek het gebraden vlees losjes af met folie. Laat 10 minuten staan alvorens aan te snijden.

4. Snij ondertussen de houtachtige uiteinden van de asperges. Meng in een grote kom de asperges met de olijfolie en de ¼ theelepel peper. Plaats asperges rond de buitenranden van de grill, direct boven de kolen en loodrecht op het grillrooster. Dek af en gril 5 tot 6 minuten tot ze krokant zijn. Knijp de partjes citroen uit over de asperges.

5. Verwijder het koord van het lamsgebraad en snijd het vlees in dunne plakjes. Serveer vlees met gegrilde asperges.

LAM HOT POT

VOORBEREIDING:30 minuten koken: 2 uur 40 minuten maakt: 4 porties

OPWARMEN MET DEZE HARTIGE STAMPPOTOP EEN HERFST- OF WINTERAVOND. DE STOOFPOT WORDT GESERVEERD OP EEN FLUWEELZACHTE PUREE VAN KNOLSELDERIJ EN PASTINAAK, OP SMAAK GEBRACHT MET MOSTERD IN DIJON-STIJL, CASHEWROOM EN BIESLOOK. LET OP: KNOLSELDERIJ WORDT OOK WEL EENS KNOLSELDERIJ GENOEMD.

10 zwarte peperkorrels

6 salieblaadjes

3 hele piment

2 reepjes sinaasappelschil van 2 inch

2 pond lamsschouder zonder been

3 eetlepels olijfolie

2 middelgrote uien, grof gesneden

1 14,5-ounce blik tomatenblokjes zonder zout, ongedraineerd

1½ kopje Beef Bone Bouillon (zie recept) of runderbouillon zonder zout

¾ kopje droge witte wijn

3 grote teentjes knoflook, geplet en gepeld

2 pond knolselderij, geschild en in blokjes van 1 inch gesneden

6 middelgrote pastinaken, geschild en in plakjes van 1 inch gesneden (ongeveer 2 pond)

2 eetlepels olijfolie

2 eetlepels Cashew Cream (zie recept)

1 eetlepel Dijon-stijl mosterd (zie recept)

¼ kopje geknipte bieslook

1. Knip voor het bouquet garni een vierkant kaasdoek van 7 inch. Plaats peperkorrels, salie, piment en sinaasappelschil in het midden van kaasdoek. Breng de

hoeken van de kaasdoek omhoog en knoop stevig vast met schoon keukentouw van 100% katoen. Opzij zetten.

2. Snijd het vet van de lamsschouder; lamsvlees in stukken van 1 inch snijden. Verhit in een braadpan de 3 eetlepels olijfolie op middelhoog vuur. Kook lamsvlees, indien nodig in porties, in hete olie tot het bruin is; uit de pan nemen en warm houden. Voeg uien toe aan de pan; kook gedurende 5 tot 8 minuten of tot ze zacht en lichtbruin zijn. Voeg bouquet garni, ongedraineerde tomaten, 1¼ kopjes van de Beef Bone Broth, wijn en knoflook toe. Breng aan de kook; verminder hitte. Laat 2 uur sudderen, af en toe roeren. Boeket garni verwijderen en weggooien.

3. Doe intussen voor puree knolselderij en pastinaak in een grote soeppan; dek af met water. Breng aan de kook op middelhoog vuur; zet het vuur laag. Dek af en laat 30 tot 40 minuten zachtjes sudderen, of tot de groenten heel zacht zijn als je er met een vork in prikt. Droogleggen; plaats groenten in een keukenmachine. Voeg de resterende ¼ kopje Beef Bone Broth en de 2 eetlepels olie toe; pulseer tot de puree bijna glad is maar nog steeds wat textuur heeft, stop een of twee keer om langs de zijkanten te schrapen. Doe de puree in een kom. Roer de cashewroom, mosterd en bieslook erdoor.

4. Verdeel de puree over vier kommen om te serveren; top met Lamb Hot Pot.

LAMSSTOOFPOT MET KNOLSELDERIJNOEDELS

VOORBEREIDING: 30 minuten bakken: 1 uur 30 minuten maakt: 6 porties

KNOLSELDERIJ PAKT HET HEEL ANDERS AANVORM IN DEZE STOOFPOT DAN IN DE LAMB HOT POT (ZIE<u>RECEPT</u>). EEN MANDOLINE-SNIJDER WORDT GEBRUIKT OM ZEER DUNNE REEPJES VAN DE ZOETE EN NOOTACHTIG SMAKENDE WORTEL TE MAKEN. DE "NOEDELS" PRUTTELEN IN DE STOOFPOT TOT ZE GAAR ZIJN.

2 theelepels Citroen-Kruidenkruiden (zie<u>recept</u>)

1½ pond lamsstoofvlees, in blokjes van 1 inch gesneden

2 eetlepels olijfolie

2 kopjes gehakte uien

1 kopje gehakte wortelen

1 kopje in blokjes gesneden rapen

1 eetlepel gehakte knoflook (6 teentjes)

2 eetlepels tomatenpuree zonder zout

½ kopje droge rode wijn

4 kopjes runderbottenbouillon (zie<u>recept</u>) of runderbouillon zonder zout

1 laurierblad

2 kopjes 1-inch blokjes flespompoen

1 kopje in blokjes gesneden aubergine

1 pond knolselderij, geschild

Gehakte verse peterselie

1. Verwarm de oven voor op 250°F. Strooi citroen-kruidenkruiden gelijkmatig over lamsvlees. Gooi voorzichtig om te coaten. Verhit een Nederlandse oven van 6 tot 8 liter op middelhoog vuur. Voeg 1 eetlepel olijfolie en de helft van het gekruide lamsvlees toe aan de

braadpan. Vlees aan alle kanten bruin bakken in hete olie; leg het gebruinde vlees op een bord en herhaal met het resterende lamsvlees en de olijfolie. Zet het vuur laag tot medium.

2. Voeg uien, wortelen en rapen toe aan de pot. Kook en roer groenten gedurende 4 minuten; voeg knoflook en tomatenpuree toe en kook nog 1 minuut. Voeg rode wijn, runderbottenbouillon, laurierblad en gereserveerd vlees en eventuele opgehoopte sappen toe aan de pot. Breng het mengsel aan de kook. Dek af en plaats de Nederlandse oven in de voorverwarmde oven. Bak gedurende 1 uur. Roer de flespompoen en aubergine erdoor. Keer terug naar de oven en bak nog eens 30 minuten.

3. Terwijl de stoofpot in de oven staat, gebruikt u een mandoline om de knolselderij in zeer dunne plakjes te snijden. Snijd de plakjes knolselderij in reepjes van ½ cm breed. (Je zou ongeveer 4 kopjes moeten hebben.) Roer de reepjes knolselderij door de stoofpot. Laat ongeveer 10 minuten sudderen of tot ze gaar zijn. Verwijder het laurierblad en gooi het weg voordat u de stoofpot serveert. Bestrooi elke portie met gehakte peterselie.

FRANSE LAMSKOTELETTEN MET CHUTNEY VAN GRANAATAPPEL EN DADEL

VOORBEREIDING: 10 minuten koken: 18 minuten afkoelen: 10 minuten maakt: 4 porties

DE TERM "FRENCHED" VERWIJST NAAR EEN RIBBEENWAARUIT VET, VLEES EN BINDWEEFSEL ZIJN VERWIJDERD MET EEN SCHERP SCHILMESJE. HET ZORGT VOOR EEN AANTREKKELIJKE PRESENTATIE. VRAAG JE SLAGER OM HET TE DOEN OF JE KUNT HET ZELF DOEN.

CHUTNEY
- ½ kopje ongezoet granaatappelsap
- 1 eetlepel vers citroensap
- 1 sjalot, gepeld en in dunne ringetjes gesneden
- 1 theelepel fijngeraspte sinaasappelschil
- ⅓ kopje gehakte Medjoul-dadels
- ¼ theelepel gemalen rode peper
- ¼ kopje granaatappelpitjes*
- 1 eetlepel olijfolie
- 1 eetlepel gehakte verse Italiaanse (platbladige) peterselie

LAMSKOTELETJES
- 2 eetlepels olijfolie
- 8 gefrituurde lamsribkarbonades

1. Meng voor de chutney granaatappelsap, citroensap en sjalot in een kleine koekenpan. Breng aan de kook; verminder hitte. Sudderen, onafgedekt, gedurende 2 minuten. Voeg sinaasappelschil, dadels en geplette rode peper toe. Laat staan tot het afgekoeld is, ongeveer 10 minuten. Roer de granaatappelpitjes, de 1 eetlepel olijfolie en de peterselie

erdoor. Zet op kamertemperatuur tot het moment van serveren.

2. Verhit voor de karbonades in een grote koekenpan de 2 eetlepels olijfolie op middelhoog vuur. Werk in batches, voeg karbonades toe aan de koekenpan en kook gedurende 6 tot 8 minuten voor medium rare (145 ° F), een keer draaien. Topkarbonades met chutney.

*Opmerking: verse granaatappels en hun pitjes, of zaden, zijn verkrijgbaar van oktober tot en met februari. Als je ze niet kunt vinden, gebruik dan ongezoete gedroogde zaden om de chutney knapperig te maken.

CHIMICHURRI LAMSKARBONADES MET GESAUTEERDE RADICCHIO SLAW

VOORBEREIDING: 30 minuten marineren: 20 minuten koken: 20 minuten maakt: 4 porties

IN ARGENTINIË IS CHIMICHURRI DE MEEST POPULAIRE SMAAKMAKERBIJ DE BEROEMDE GEGRILDE STEAK IN GAUCHOSTIJL VAN DAT LAND. ER ZIJN VEEL VARIATIES, MAAR DE DIKKE KRUIDENSAUS IS MEESTAL OPGEBOUWD ROND PETERSELIE, KORIANDER OF OREGANO, SJALOTTEN EN/OF KNOFLOOK, GEPLETTE RODE PEPER, OLIJFOLIE EN RODE WIJNAZIJN. HET IS GEWELDIG OP GEGRILDE STEAK, MAAR EVEN BRILJANT OP GEROOSTERDE OF IN DE PAN GESCHROEIDE LAMSKOTELETJES, KIP EN VARKENSVLEES.

- 8 lamskarbonades, gesneden van 2,5 cm dik
- ½ kopje Chimichurri-saus (zie recept)
- 2 eetlepels olijfolie
- 1 zoete ui, gehalveerd en in plakjes
- 1 theelepel komijnzaad, geplet*
- 1 teentje knoflook, fijngehakt
- 1 kop radicchio, klokhuis verwijderd en in dunne linten gesneden
- 1 eetlepel balsamicoazijn

1. Leg lamskoteletjes in een extra grote kom. Besprenkel met 2 eetlepels Chimichurri-saus. Wrijf met je vingers de saus over het hele oppervlak van elke karbonade. Laat karbonades 20 minuten op kamertemperatuur marineren.

2. Verhit ondertussen voor de gesauteerde radicchio-sla in een extra grote koekenpan 1 eetlepel olijfolie. Voeg ui, komijnzaad en knoflook toe; kook gedurende 6 tot 7

minuten of tot de ui zacht wordt, onder regelmatig roeren. Voeg radicchio toe; kook gedurende 1 tot 2 minuten of tot de radicchio net iets geslonken is. Doe de slaw in een grote kom. Voeg balsamicoazijn toe en meng goed om te combineren. Dek af en houd warm.

3. Veeg de koekenpan weg. Voeg de resterende 1 eetlepel olijfolie toe aan de koekenpan en verwarm op middelhoog vuur. Voeg de lamskoteletjes toe; zet het vuur laag tot medium. Kook gedurende 9 tot 11 minuten of tot de gewenste gaarheid, draai de karbonades af en toe met een tang.

4. Serveer karbonades met sla en de resterende Chimichurri-saus.

*Opmerking: gebruik een vijzel en stamper om komijnzaad te pletten, of plaats de zaden op een snijplank en verpletter ze met een koksmes.

ANCHO-EN-SALIE-GEWREVEN LAMSKOTELETJES MET WORTEL-ZOETE AARDAPPELREMOULADE

VOORBEREIDING: 12 minuten chillen: 1 tot 2 uur grillen: 6 minuten maakt: 4 porties

ER ZIJN DRIE SOORTEN LAMSKOTELETJES. DIKKE EN VLEZIGE LENDEKARBONADES ZIEN ERUIT ALS KLEINE T-BONE STEAKS. RIBKARBONADES - HIER GEVRAAGD - WORDEN GEMAAKT DOOR TUSSEN DE BOTTEN VAN EEN LAMSRACK TE SNIJDEN. ZE ZIJN ERG MALS EN HEBBEN EEN LANG, AANTREKKELIJK BOT AAN DE ZIJKANT. ZE WORDEN VAAK IN DE PAN AANGEBRADEN OF GEGRILD GESERVEERD. BUDGETVRIENDELIJKE SCHOUDERKARBONADES ZIJN WAT VETTER EN MINDER MALS DAN DE ANDERE TWEE SOORTEN. ZE WORDEN HET BEST BRUIN EN VERVOLGENS GESTOOFD IN WIJN, BOUILLON EN TOMATEN - OF EEN COMBINATIE DAARVAN.

- 3 middelgrote wortelen, grof geraspt
- 2 kleine zoete aardappelen, julienne gesneden* of grof geraspt
- ½ kopje Paleo Mayo (zie recept)
- 2 eetlepels vers citroensap
- 2 theelepels Dijon-stijl mosterd (zie recept)
- 2 eetlepels geknipte verse peterselie
- ½ theelepel zwarte peper
- 8 lamsribkarbonades, gesneden van ½ tot ¾ inch dik
- 2 eetlepels geknipte verse salie of 2 theelepels gedroogde salie, geplet
- 2 theelepels gemalen ancho chili peper
- ½ theelepel knoflookpoeder

1. Combineer voor de remoulade wortelen en zoete aardappelen in een middelgrote kom. Meng in een kleine kom Paleo Mayo, citroensap, Dijon-stijl mosterd,

peterselie en zwarte peper. Giet over wortels en zoete aardappelen; gooien om te coaten. Dek af en laat 1 tot 2 uur afkoelen.

2. Meng ondertussen in een kleine kom salie, ancho chili en knoflookpoeder. Wrijf het kruidenmengsel over de lamskoteletjes.

3. Plaats voor een houtskool- of gasgrill lamskoteletten op een grillrooster direct op middelhoog vuur. Dek af en gril 6 tot 8 minuten voor medium rare (145°F) of 10 tot 12 minuten voor medium (150°F), keer halverwege het grillen een keer om.

4. Serveer de lamskoteletjes met de remoulade.

*Let op: Gebruik een mandoline met julienne-hulpstuk om de zoete aardappelen te snijden.

LAMSKOTELETJES MET SJALOT, MUNT EN OREGANO RUB

VOORBEREIDING: 20 minuten marineren: 1 tot 24 uur braden: 40 minuten grillen: 12 minuten maakt: 4 porties

ZOALS MET DE MEESTE GEMARINEERDE VLEESWAREN, HOE LANGER JE DE KRUIDENWRIJF OP DE LAMSKOTELETJES LAAT VOOR HET KOKEN, HOE SMAAKVOLLER ZE ZULLEN ZIJN. ER IS EEN UITZONDERING OP DEZE REGEL EN DAT IS WANNEER U EEN MARINADE GEBRUIKT DIE ZEER ZURE INGREDIËNTEN BEVAT, ZOALS CITROENSAP, AZIJN EN WIJN. ALS JE HET VLEES TE LANG IN EEN ZURE MARINADE LAAT LIGGEN, BEGINT HET AF TE BREKEN EN PAPPERIG TE WORDEN.

LAM

- 2 eetlepels fijngehakte sjalot
- 2 eetlepels fijngehakte verse munt
- 2 eetlepels fijngehakte verse oregano
- 5 theelepels mediterrane kruiden (zie recept)
- 4 theelepels olijfolie
- 2 teentjes knoflook, fijngehakt
- 8 lamsribkarbonades, ongeveer 2,5 cm dik gesneden

SALADE

- ¾ pond babybieten, bijgesneden
- 1 eetlepel olijfolie
- ¼ kopje vers citroensap
- ¼ kopje olijfolie
- 1 eetlepel fijngehakte sjalot
- 1 theelepel Dijon-stijl mosterd (zie recept)
- 6 kopjes gemengde greens
- 4 theelepels geknipte bieslook

1. Meng voor het lamsvlees in een kleine kom 2 eetlepels sjalot, munt, oregano, 4 theelepels mediterrane kruiden en 4 theelepels olijfolie. Strooi rub over alle kanten van de lamskoteletjes; wrijf in met je vingers. Leg karbonades op een bord; dek af met plasticfolie en zet minimaal 1 uur in de koelkast of maximaal 24 uur om te marineren.

2. Voor salade, verwarm de oven voor op 400°F. Schrob de bieten goed; in partjes snijden. Plaats in een ovenschaal van 2 liter. Besprenkel met de 1 eetlepel olijfolie. Dek de schaal af met folie. Rooster ongeveer 40 minuten of tot de bieten gaar zijn. Koel volledig af. (Bieten kunnen tot 2 dagen van tevoren worden geroosterd.)

3. Combineer citroensap, ¼ kopje olijfolie, 1 eetlepel sjalot, Dijon-stijl mosterd en de resterende 1 theelepel mediterrane kruiden in een pot met schroefdeksel. Dek af en schud goed. Combineer bieten en greens in een slakom; meng met wat van de vinaigrette.

4. Plaats voor een houtskool- of gasgrill karbonades direct op middelhoog vuur op het ingevette grillrooster. Dek af en grill tot de gewenste gaarheid, draai halverwege het grillen een keer om. Wacht 12 tot 14 minuten voor medium rare (145°F) of 15 tot 17 minuten voor medium (160°F).

5. Leg voor het serveren 2 lamskoteletjes en een deel van de salade op elk van de vier serveerschalen. Bestrooi met bieslook. Passeer de resterende vinaigrette.

MET TUIN GEVULDE LAMSBURGERS MET RODE PEPERCOULIS

VOORBEREIDING: 20 minuten staan: 15 minuten grillen: 27 minuten maakt: 4 porties

EEN COULIS IS NIETS ANDERS DAN EEN SIMPELE, SMEUÏGE SAUS GEMAAKT VAN GEPUREERD FRUIT OF GROENTEN. DE HELDERE EN MOOIE RODE PEPERSAUS VOOR DEZE LAMBURGERS KRIJGT EEN DUBBELE DOSIS ROOK - VAN HET GRILLEN EN VAN EEN SHOT GEROOKTE PAPRIKA.

RODE PAPRIKA COULIS
- 1 grote rode paprika
- 1 eetlepel droge witte wijn of witte wijnazijn
- 1 theelepel olijfolie
- ½ theelepel gerookt paprikapoeder

HAMBURGERS
- ¼ kopje geknipte ongezwaveld gedroogde tomaten
- ¼ kopje geraspte courgette
- 1 eetlepel geknipte verse basilicum
- 2 theelepels olijfolie
- ½ theelepel zwarte peper
- 1½ pond lamsgehakt
- 1 eiwit, licht geklopt
- 1 eetlepel Mediterrane Kruiden (zie recept)

1. Leg voor de rode paprikacoulis de rode paprika op het grillrooster direct op middelhoog vuur. Dek af en gril gedurende 15 tot 20 minuten of tot ze verkoold en zeer mals zijn, en draai de peper ongeveer elke 5 minuten om elke kant te verkolen. Haal van de grill en plaats onmiddellijk in een papieren zak of folie om de paprika

volledig te omsluiten. Laat 15 minuten staan of tot het koel genoeg is om te hanteren. Trek met een scherp mes voorzichtig de schil eraf en gooi deze weg. Halveer de peper in de lengte en verwijder de stelen, zaden en vliezen. Combineer de geroosterde paprika, wijn, olijfolie en gerookte paprika in een keukenmachine. Dek af en verwerk of mix tot een gladde massa.

2. Doe ondertussen voor de vulling gedroogde tomaten in een kleine kom en bedek met kokend water. Laat 5 minuten staan; droogleggen. Dep tomaten en geraspte courgette droog met keukenpapier. Roer in de kleine kom tomaten, courgette, basilicum, olijfolie en ¼ theelepel zwarte peper door elkaar; opzij zetten.

3. Combineer gemalen lamsvlees, eiwit, resterende ¼ theelepel zwarte peper en mediterrane kruiden in een grote kom; Meng goed. Verdeel het vleesmengsel in acht gelijke porties en vorm elk tot een pasteitje van ¼ inch dik. Lepel vulling op vier van de pasteitjes; bedek met de resterende pasteitjes en knijp de randen samen om de vulling te verzegelen.

4. Leg de pasteitjes direct op het grillrooster op middelhoog vuur. Dek af en gril gedurende 12 tot 14 minuten of tot het gaar is (160 ° F), draai halverwege het grillen een keer om.

5. Om te serveren hamburgers bedekken met coulis van rode peper.

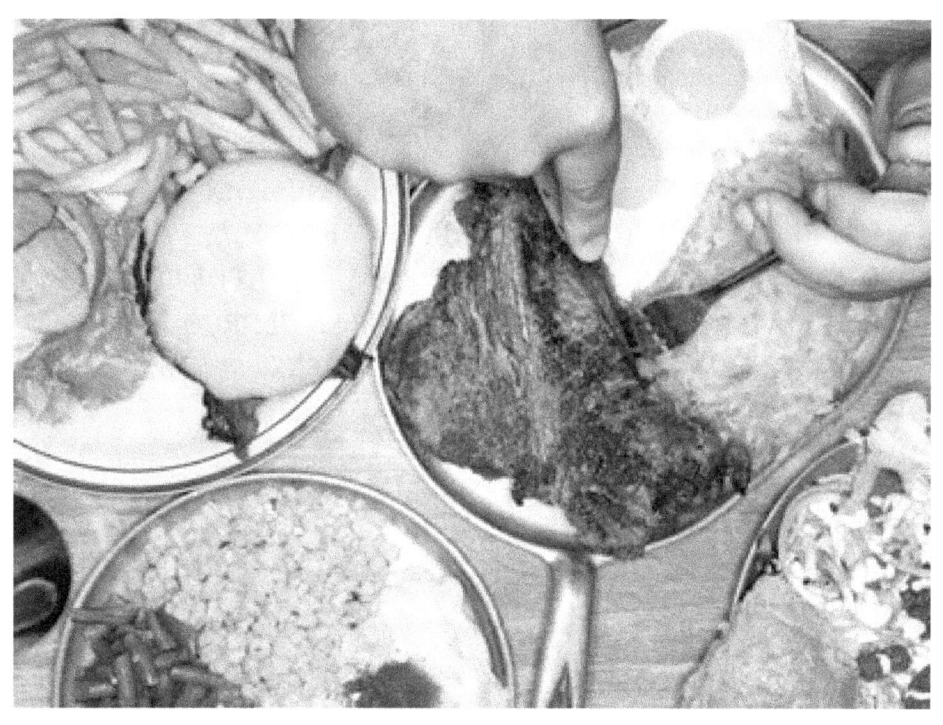

LAMSKOTELETTEN MET DUBBELE OREGANO EN TZATZIKISAUS

WEKEN: 30 minuten voorbereiding: 20 minuten chillen: 30 minuten grillen: 8 minuten bereidingen: 4 porties

DEZE LAMSKOTELETTEN ZIJN IN WEZENWAT BEKEND STAAT ALS KOFTA IN HET MIDDELLANDSE ZEEGEBIED EN HET MIDDEN-OOSTEN - GEKRUID GEHAKT (MEESTAL LAMSVLEES OF RUNDVLEES) WORDT GEVORMD TOT BALLETJES OF ROND EEN SPIES EN VERVOLGENS GEGRILD. VERSE EN GEDROOGDE OREGANO GEVEN ZE EEN GEWELDIGE GRIEKSE SMAAK.

8 10-inch houten spiesen

LAM KABOBS

1½ pond mager gemalen lamsvlees

1 kleine ui, gesnipperd en droog geperst

1 eetlepel geknipte verse oregano

2 theelepels gedroogde oregano, geplet

1 theelepel zwarte peper

TZATZIKI-SAUS

1 kopje Paleo Mayo (zie recept)

½ van een grote komkommer, ontpit en versnipperd en droog geperst

2 eetlepels vers citroensap

1 teentje knoflook, fijngehakt

1. Week spiesjes in voldoende water om ze 30 minuten onder te laten staan.

2. Combineer voor lamskoteletten in een grote kom gemalen lamsvlees, ui, verse en gedroogde oregano en peper; Meng goed. Verdeel het lamsmengsel in acht gelijke porties. Vorm elk deel rond de helft van een spies, waardoor een

blok van 5 × 1 inch ontstaat. Dek af en laat minstens 30 minuten afkoelen.

3. Ondertussen, voor Tzatziki Sauce, combineer in een kleine kom Paleo Mayo, komkommer, citroensap en knoflook. Dek af en laat afkoelen tot serveren.

4. Plaats voor een houtskool- of gasgrill de lamskoteletten direct op het grillrooster op middelhoog vuur. Dek af en gril ongeveer 8 minuten voor medium (160°F), draai halverwege het grillen een keer om.

5. Serveer lamskoteletten met Tzatziki-saus.

GEBRADEN KIP MET SAFFRAAN EN CITROEN

VOORBEREIDING: 15 minuten chillen: 8 uur braden: 1 uur 15 minuten laten staan: 10 minuten maakt: 4 porties

SAFFRAAN IS DE GEDROOGDE MEELDRADEN VAN EEN SOORT KROKUSBLOEM. HET IS PRIJZIG, MAAR EEN BEETJE GAAT EEN LANGE WEG. HET VOEGT ZIJN AARDSE, ONDERSCHEIDENDE SMAAK EN PRACHTIGE GELE TINT TOE AAN DEZE KNAPPERIGE GEBRADEN KIP.

- 1 hele kip van 4 tot 5 pond
- 3 eetlepels olijfolie
- 6 teentjes knoflook, geplet en gepeld
- 1½ eetlepel fijngeraspte citroenschil
- 1 eetlepel verse tijm
- 1½ theelepel gemalen zwarte peper
- ½ theelepel saffraandraadjes
- 2 laurierblaadjes
- 1 citroen, in vieren

1. Verwijder de nek en ingewanden van de kip; weggooien of bewaren voor een ander gebruik. Spoel de lichaamsholte van de kip af; dep droog met keukenpapier. Knip overtollig vel of vet van de kip af.

2. Combineer olijfolie, knoflook, citroenschil, tijm, peper en saffraan in een keukenmachine. Proces om een gladde pasta te vormen.

3. Wrijf met de vingers pasta over de buitenkant van de kip en de binnenkant van de holte. Breng de kip over in een grote

kom; dek af en zet minimaal 8 uur of een nacht in de koelkast.

4. Verwarm de oven voor op 425°F. Doe de kwartjes citroen en de laurierblaadjes in de holte van de kip. Bind de benen samen met keukentouw van 100% katoen. Stop de vleugels onder de kip. Steek een vleesthermometer in de oven in de binnenkant van de dijspier zonder het bot aan te raken. Leg de kip op een rooster in een grote braadpan.

5. Rooster 15 minuten. Verlaag de oventemperatuur tot 375 ° F. Rooster nog ongeveer 1 uur of tot de sappen helder zijn en de thermometer 175°F registreert. Tentkip met folie. Laat 10 minuten staan alvorens aan te snijden.

SPATCHCOCKED KIP MET JICAMA SLAW

VOORBEREIDING: 40 minuten grillen: 1 uur 5 minuten stand: 10 minuten maakt: 4 porties

"SPATCHCOCK" IS EEN OUDE KOOKTERM DAT IS ONLANGS WEER IN GEBRUIK GENOMEN OM HET PROCES TE BESCHRIJVEN VAN HET SPLITSEN VAN EEN KLEINE VOGEL - ZOALS EEN KIP OF EEN KIP UIT CORNWALL - LANGS DE ACHTERKANT EN VERVOLGENS OPENEN EN PLATDRUKKEN ALS EEN BOEK OM HEM TE HELPEN SNELLER EN GELIJKMATIGER TE KOKEN. HET IS VERGELIJKBAAR MET VLINDERS, MAAR VERWIJST ALLEEN NAAR PLUIMVEE.

KIP

- 1 poblano chili
- 1 eetlepel fijngehakte sjalot
- 3 teentjes knoflook, fijngehakt
- 1 theelepel fijn geraspte citroenschil
- 1 theelepel fijngeraspte limoenschil
- 1 theelepel Smoky Seasoning (zie recept)
- ½ theelepel gedroogde oregano, geplet
- ½ theelepel gemalen komijn
- 1 eetlepel olijfolie
- 1 hele kip van 3 tot 3½ pond

SLA

- ½ middelgrote jicama, geschild en in juliennereepjes gesneden (ongeveer 3 kopjes)
- ½ kopje dun gesneden lente-uitjes (4)
- 1 Granny Smith-appel, geschild, klokhuis verwijderd en in juliennereepjes gesneden
- ⅓ kop geknipte verse koriander
- 3 eetlepels vers sinaasappelsap

3 eetlepels olijfolie

1 theelepel Citroen-Kruidenkruiden (zie recept)

1. Leg voor een houtskoolgrill medium hete kolen aan één kant van de grill. Plaats een lekbak onder de lege kant van de grill. Plaats poblano op het grillrooster direct boven middelgrote kolen. Dek af en gril gedurende 15 minuten of tot de poblano aan alle kanten verkoold is, af en toe keren. Wikkel poblano onmiddellijk in folie; laat 10 minuten staan. Open folie en snij poblano in de lengte doormidden; verwijder stengels en zaden (zie tip). Schil met een scherp mes voorzichtig de huid en gooi deze weg. Hak de poblano fijn. (Voor een gasgrill, verwarm de grill voor; zet het vuur laag tot medium. Pas aan voor indirect koken. Grill zoals hierboven boven de brander die is ingeschakeld.)

2. Combineer voor de rub poblano, sjalot, knoflook, citroenschil, limoenschil, Smoky Seasoning, oregano en komijn in een kleine kom. Roer de olie erdoor; meng goed tot een pasta.

3. Om de kip te spikkelen, verwijdert u de nek en ingewanden van de kip (bewaren voor een ander gebruik). Leg de kip met de borst naar beneden op een snijplank. Gebruik een keukenschaar om een zijde van de ruggengraat in de lengterichting af te knippen, te beginnen bij het nekuiteinde. Herhaal de lengtesnede naar de andere kant van de ruggengraat. Verwijder de ruggengraat en gooi deze weg. Draai de kippenvel naar boven. Druk tussen de borsten naar beneden om het borstbeen te breken zodat de kip plat ligt.

4. Begin bij de nek aan een kant van de borst, schuif je vingers tussen de huid en het vlees, maak de huid los terwijl je

naar de dij werkt. Bevrijd de huid rond de dij. Herhaal aan de andere kant. Smeer met je vingers rub over het vlees onder de huid van de kip.

5. Leg de kip met de borst naar beneden op het grillrooster boven de lekbak. Gewicht met twee in folie verpakte stenen of een grote gietijzeren koekenpan. Dek af en gril gedurende 30 minuten. Draai de kip, met de botzijde naar beneden, op het rek, opnieuw verzwarend met stenen of een koekenpan. Grill, afgedekt, nog ongeveer 30 minuten of tot de kip niet meer roze is (175°F in de dijspier). Haal de kip van de grill; laat 10 minuten staan. (Voor een gasgrill plaatst u de kip op het grillrooster, weg van het vuur. Grill zoals hierboven.)

6. Meng intussen voor de slaw jicama, lente-uitjes, appel en koriander in een grote kom. Klop in een kleine kom sinaasappelsap, olie en citroenkruiden door elkaar. Giet over het jicama-mengsel en gooi om te coaten. Serveer de kip met de sla.

GEROOSTERDE ACHTERHAND VAN KIP MET WODKA, WORTEL EN TOMATENSAUS

VOORBEREIDING: 15 minuten koken: 15 minuten braden: 30 minuten maakt: 4 porties

WODKA KAN VAN MEERDERE WORDEN GEMAAKTVERSCHILLENDE VOEDINGSMIDDELEN, WAARONDER AARDAPPELEN, MAÏS, ROGGE, TARWE EN GERST - ZELFS DRUIVEN. HOEWEL ER NIET VEEL WODKA IN DEZE SAUS ZIT ALS JE HET OVER VIER PORTIES VERDEELT, ZOEK DAN NAAR VOKDA GEMAAKT VAN AARDAPPELEN OF DRUIVEN OM PALEO-CONFORM TE ZIJN.

- 3 eetlepels olijfolie
- 4 achterpoten van kip met been of stukjes kip zonder vel, met vel
- 1 28-ounce blik pruimtomaten zonder zout, uitgelekt
- ½ kopje fijngehakte ui
- ½ kopje fijngehakte wortel
- 3 teentjes knoflook, fijngehakt
- 1 theelepel Mediterrane Kruiden (zie<u>recept</u>)
- ⅛ theelepel cayennepeper
- 1 takje verse rozemarijn
- 2 eetlepels wodka
- 1 eetlepel geknipte verse basilicum (optioneel)

1. Verwarm de oven voor op 375°F. Verhit in een extra grote koekenpan 2 eetlepels olie op middelhoog vuur. Kip toevoegen; kook ongeveer 12 minuten of tot ze bruin zijn en gelijkmatig bruin worden. Plaats de koekenpan in de voorverwarmde oven. Rooster, onafgedekt, gedurende 20 minuten.

2. Gebruik ondertussen voor de saus een keukenschaar om de tomaten in stukjes te snijden. Verhit in een middelgrote pan de resterende 1 eetlepel olie op middelhoog vuur. Voeg ui, wortel en knoflook toe; kook gedurende 3 minuten of tot ze zacht zijn, onder regelmatig roeren. Roer de gesneden tomaten, mediterrane kruiden, cayennepeper en rozemarijntwijg erdoor. Breng aan de kook op middelhoog vuur; verminder hitte. Sudderen, onafgedekt, gedurende 10 minuten, af en toe roeren. Roer de wodka erdoor; kook nog 1 minuut; verwijder het takje rozemarijn en gooi het weg.

3. Schep de saus over de kip in de koekenpan. Zet de koekenpan terug in de oven. Rooster, afgedekt, nog ongeveer 10 minuten of tot de kip zacht is en niet meer roze (175°F). Bestrooi eventueel met basilicum.

POULET RÔTI EN RUTABAGA FRITES

VOORBEREIDING:40 minuten bakken: 40 minuten maakt: 4 porties

DE KNAPPERIGE RUTABAGA-FRITES ZIJN HEERLIJKGESERVEERD MET DE GEROOSTERDE KIP EN DE BIJBEHORENDE KOOKSAPPEN, MAAR ZE ZIJN EVEN LEKKER OP ZICHZELF GEMAAKT EN GESERVEERD MET PALEOKETCHUP (ZIE<u>RECEPT</u>) OF GESERVEERD OP BELGISCHE WIJZE MET PALEO AÏOLI (KNOFLOOKMAYO, ZIE<u>RECEPT</u>).

6 eetlepels olijfolie

1 eetlepel Mediterrane Kruiden (zie<u>recept</u>)

4 kippendijen met been, gevild (ongeveer 1 ¼ pond totaal)

4 kippenbouten, gevild (ongeveer 1 pond totaal)

1 kop droge witte wijn

1 kopje kippenbottenbouillon (zie<u>recept</u>) of kippenbouillon zonder zout

1 kleine ui, in vieren gesneden

Olijfolie

1½ tot 2 pond koolraap

2 eetlepels geknipte verse bieslook

Zwarte peper

1. Verwarm de oven voor op 400°F. Combineer in een kleine kom 1 eetlepel olijfolie en de mediterrane kruiden; wrijf op stukjes kip. Verhit in een extra grote koekenpan 2 eetlepels olie. Voeg stukjes kip toe, met de vlezige kanten naar beneden. Kook, onafgedekt, ongeveer 5 minuten of tot ze bruin zijn. Haal de koekenpan van het vuur. Draai de stukken kip om, met de gebruinde kanten naar boven. Voeg wijn, kippenbotbouillon en ui toe.

2. Plaats de koekenpan in de oven op het middelste rek. Bak, onafgedekt, gedurende 10 minuten.

3. Bestrijk ondertussen voor frites een grote bakplaat licht met olijfolie; opzij zetten. Schil koolraap. Snijd met een scherp mes rutabagas in plakjes van ½ inch. Snijd de plakjes in de lengte in reepjes van een halve centimeter. Meng in een grote kom de koolraapreepjes met de resterende 3 eetlepels olie. Verspreid rutabaga-reepjes in een enkele laag op de voorbereide bakplaat; plaats in de oven op het bovenste rek. Bak gedurende 15 minuten; frites omdraaien. Bak de kip nog 10 minuten of tot hij niet meer roze is (175°F). Haal de kip uit de oven. Bak frites 5 tot 10 minuten of tot ze bruin en zacht zijn.

4. Haal de kip en ui uit de koekenpan en bewaar de sappen. Bedek kip en ui om warm te blijven. Breng sappen aan de kook op middelhoog vuur; verminder hitte. Sudderen, onafgedekt, ongeveer 5 minuten langer of tot de sappen enigszins zijn verminderd.

5. Om te serveren de frites met bieslook mengen en op smaak brengen met peper. Serveer kip met kookvocht en frites.

TRIPLE-MUSHROOM COQ AU VIN MET BIESLOOKPUREE RUTABAGAS

VOORBEREIDING:15 minuten koken: 1 uur 15 minuten maakt: 4 tot 6 porties

ALS ER GRUIS IN DE KOM ZITNA HET WEKEN VAN DE GEDROOGDE PADDENSTOELEN - EN DAT ZAL WAARSCHIJNLIJK HET GEVAL ZIJN - ZEEF DE VLOEISTOF DOOR EEN DUBBELE DIKTE KAASDOEK IN EEN FIJNMAZIGE ZEEF.

- 1 ons gedroogde eekhoorntjesbrood of morieljes
- 1 kopje kokend water
- 2 tot 2½ pond kippendijen en drumsticks, gevild
- Zwarte peper
- 2 eetlepels olijfolie
- 2 middelgrote preien, in de lengte gehalveerd, gespoeld en in dunne plakjes gesneden
- 2 portobello-champignons, in plakjes
- 8 ons verse oesterzwammen, gesteeld en in plakjes gesneden, of in plakjes gesneden verse champignons
- ¼ kopje tomatenpuree zonder zout
- 1 theelepel gedroogde marjolein, geplet
- ½ theelepel gedroogde tijm, geplet
- ½ kopje droge rode wijn
- 6 kopjes kippenbottenbouillon (zie_recept_) of kippenbouillon zonder zout
- 2 laurierblaadjes
- 2 tot 2½ pond rutabagas, geschild en gehakt
- 2 eetlepels geknipte verse bieslook
- ½ theelepel zwarte peper
- Geknipte verse tijm (optioneel)

1. Combineer de eekhoorntjesbrood en het kokende water in een kleine kom; laat 15 minuten staan. Verwijder de champignons en bewaar het weekvocht. Hak de

champignons fijn. Zet de champignons en het weekvocht opzij.

2. Bestrooi de kip met peper. Verhit in een extra grote koekenpan met een goed sluitend deksel 1 eetlepel olijfolie op middelhoog vuur. Bak de stukjes kip, in twee porties, in hete olie ongeveer 15 minuten tot ze lichtbruin zijn, één keer keren. Haal de kip uit de pan. Roer de prei, portobello's en oesterzwammen erdoor. Kook gedurende 4 tot 5 minuten of totdat de champignons bruin beginnen te worden, af en toe roeren. Roer de tomatenpuree, marjolein en tijm erdoor; kook en roer gedurende 1 minuut. Roer de wijn erdoor; kook en roer gedurende 1 minuut. Roer 3 kopjes van de kippenbottenbouillon, laurierblaadjes, ½ kopje van het bewaarde champignonweekvocht en gerehydrateerde gehakte champignons erdoor. Doe de kip terug in de koekenpan. Breng aan de kook; verminder hitte. Laat sudderen, afgedekt, ongeveer 45 minuten of tot de kip gaar is, draai de kip halverwege het koken een keer om.

3. Meng ondertussen in een grote pan rutabagas en de resterende 3 kopjes bouillon. Voeg indien nodig water toe om rutabagas net te bedekken. Breng aan de kook; verminder hitte. Sudderen, onafgedekt, gedurende 25 tot 30 minuten of tot rutabagas zacht zijn, af en toe roeren. Giet rutabagas af, bewaar vloeistof. Doe de rutabagas terug in de pan. Voeg de resterende 1 eetlepel olijfolie, de bieslook en de ½ theelepel peper toe. Pureer het rutabaga-mengsel met een aardappelstamper en voeg indien nodig kookvloeistof toe om de gewenste consistentie te krijgen.

4. Haal de laurierblaadjes uit het kippenmengsel; weggooien. Serveer kip en saus over gepureerde rutabagas. Bestrooi eventueel met verse tijm.

PERZIK-BRANDEWIJN-GEGLAZUURDE DRUMSTICKS

VOORBEREIDING:30 minuten grillen: 40 minuten maakt: 4 porties

DEZE KIPPENPOTEN ZIJN PERFECTMET EEN KROKANTE SLA EN DE PITTIGE OVENGEBAKKEN ZOETE AARDAPPELFRIETJES UIT HET RECEPT VOOR TUNESISCHE GEKRUIDE VARKENSSCHOUDER (ZIERECEPT). ZE WORDEN HIER GETOOND MET KNAPPERIGE KOOLSLA MET RADIJS, MANGO EN MUNT (ZIERECEPT).

PERZIK-BRANDEWIJN GLAZUUR
- 1 eetlepel olijfolie
- ½ kopje gesnipperde ui
- 2 verse middelgrote perziken, gehalveerd, ontpit en fijngehakt
- 2 eetlepels brandewijn
- 1 kopje barbecuesaus (zierecept)
- 8 kippenboutjes (2 tot 2½ pond totaal), indien gewenst gevild

1. Verhit voor glazuur olijfolie in een middelgrote pan op middelhoog vuur. Voeg ui toe; kook ongeveer 5 minuten of tot ze gaar zijn, af en toe roerend. Voeg perziken toe. Dek af en kook gedurende 4 tot 6 minuten of tot de perziken zacht zijn, af en toe roeren. Brandewijn toevoegen; kook, onafgedekt, gedurende 2 minuten, af en toe roerend. Iets afkoelen. Breng het perzikmengsel over in een blender of keukenmachine. Dek af en mix of verwerk tot een gladde massa. BBQ-saus toevoegen. Dek af en mix of verwerk tot een gladde massa. Doe de saus terug in de pan. Kook op middelhoog vuur tot het erdoorheen is verwarmd. Breng ¾ kopje saus over in een

kleine kom om de kip mee te bestrijken. Houd de resterende saus warm om te serveren bij gegrilde kip.

2. Voor een houtskoolbarbecue: schik medium-hete kolen rond een lekbak. Test op middelhoog vuur boven de lekbak. Leg de kippenbouten op het grillrooster boven de lekbak. Dek af en gril gedurende 40 tot 50 minuten of tot de kip niet meer roze is (175 ° F), draai halverwege het grillen een keer om en bestrijk met ¾ kopje Peach-Brandy Glaze gedurende de laatste 5 tot 10 minuten grillen. (Voor een gasgrill, verwarm de grill voor. Zet het vuur laag tot medium. Pas de warmte aan voor indirect koken. Voeg kipdrumsticks toe aan het grillrooster dat niet oververhit is. Dek af en grill zoals aangegeven.)

IN CHILI GEMARINEERDE KIP MET MANGO-MELOEN SALADE

VOORBEREIDING: 40 minuten chillen/marineren: 2 tot 4 uur grillen: 50 minuten maakt: 6 tot 8 porties

EEN ANCHO CHILI IS EEN GEDROOGDE POBLANO-EEN GLANZENDE, DIEPGROENE CHILI MET EEN INTENS FRISSE SMAAK. ANCHO CHILIPEPERS HEBBEN EEN LICHT FRUITIGE SMAAK MET EEN VLEUGJE PRUIM OF ROZIJN EN SLECHTS EEN VLEUGJE BITTERHEID. CHILIPEPERS UIT NEW MEXICO KUNNEN MATIG HEET ZIJN. HET ZIJN DE DIEPRODE CHILIPEPERS DIE JE IN BOSJES ZIET HANGEN IN RISTRAS - KLEURRIJKE ARRANGEMENTEN VAN DROGENDE CHILIPEPERS - IN DELEN VAN HET ZUIDWESTEN.

KIP
- 2 gedroogde chilipepers uit New Mexico
- 2 gedroogde anchopepers
- 1 kopje kokend water
- 3 eetlepels olijfolie
- 1 grote zoete ui, geschild en in dikke plakken gesneden
- 4 romatomaten, ontpit
- 1 eetlepel gehakte knoflook (6 teentjes)
- 2 theelepels gemalen komijn
- 1 theelepel gedroogde oregano, geplet
- 16 kippenboutjes

SALADE
- 2 kopjes in blokjes gesneden meloen
- 2 kopjes in blokjes gesneden honingdauw
- 2 kopjes in blokjes gesneden mango
- ¼ kopje vers limoensap

1 theelepel chilipoeder
½ theelepel gemalen komijn
¼ kopje geknipte verse koriander

1. Voor kip, verwijder stengels en zaden van gedroogde New Mexico en ancho chilipepers. Verhit een grote koekenpan op middelhoog vuur. Rooster chilipepers in de koekenpan gedurende 1 tot 2 minuten of tot geurig en licht geroosterd. Doe geroosterde chilipepers in een kleine kom; voeg het kokende water toe aan de kom. Laat minstens 10 minuten staan of tot klaar voor gebruik.

2. Verwarm de grill voor. Bekleed een bakplaat met folie; borstel 1 eetlepel van de olijfolie over folie. Leg plakjes ui en tomaten op de pan. Rooster ongeveer 4 centimeter van het vuur gedurende 6 tot 8 minuten of tot ze zacht en verkoold zijn. Giet de chilipepers af, bewaar het water.

3. Combineer voor de marinade chilipepers, ui, tomaten, knoflook, komijn en oregano in een blender of keukenmachine. Dek af en mix of verwerk tot een gladde massa, voeg indien nodig gereserveerd water toe om te pureren en de gewenste consistentie te bereiken.

4. Doe de kip in een grote hersluitbare plastic zak in een ondiepe schaal. Giet de marinade over de kip in de zak, keer de zak om gelijkmatig te coaten. Marineer in de koelkast gedurende 2 tot 4 uur, keer de zak af en toe.

5. Combineer voor salade in een extra grote kom meloen, honingdauw, mango, limoensap, de resterende 2 eetlepels olijfolie, chilipoeder, komijn en koriander. Gooi om te coaten. Dek af en laat 1 tot 4 uur afkoelen.

6. Voor een houtskoolbarbecue: schik medium-hete kolen rond een lekbak. Test op middelhoog vuur boven de pan. Giet de kip af, bewaar de marinade. Leg de kip op het grillrooster boven de lekbak. Bestrijk de kip royaal met wat van de gereserveerde marinade (gooi eventuele extra marinade weg). Dek af en gril gedurende 50 minuten of tot de kip niet meer roze is (175°F), draai halverwege het grillen een keer om. (Voor een gasgrill, verwarm de grill voor. Zet het vuur laag tot medium. Pas aan voor indirect koken. Ga verder zoals aangegeven, plaats de kip op de brander die is uitgeschakeld.) Serveer kipdrumsticks met salade.

TANDOORI-STIJL KIPPENPOTEN MET KOMKOMMER RAITA

VOORBEREIDING: 20 minuten marineren: 2 tot 24 uur braden: 25 minuten maakt: 4 porties

DE RAITA IS GEMAAKT MET CASHEWNOTENROOM, CITROENSAP, MUNT, KORIANDER EN KOMKOMMER. HET BIEDT EEN VERKOELEND CONTRAPUNT VOOR DE HETE EN PITTIGE KIP.

KIP
- 1 ui, in dunne partjes gesneden
- 1 stuk verse gember van 5 cm, geschild en in vieren gesneden
- 4 teentjes knoflook
- 3 eetlepels olijfolie
- 2 eetlepels vers citroensap
- 1 theelepel gemalen komijn
- 1 theelepel gemalen kurkuma
- ½ theelepel gemalen piment
- ½ theelepel gemalen kaneel
- ½ theelepel zwarte peper
- ¼ theelepel cayennepeper
- 8 kippenboutjes

KOMKOMMER RAITA
- 1 kopje cashewroom (zie recept)
- 1 eetlepel vers citroensap
- 1 eetlepel geknipte verse munt
- 1 eetlepel geknipte verse koriander
- ½ theelepel gemalen komijn
- ⅛ theelepel zwarte peper
- 1 middelgrote komkommer, geschild, ontpit en in blokjes gesneden (1 kop)
- Citroenpartjes

1. Combineer ui, gember, knoflook, olijfolie, citroensap, komijn, kurkuma, piment, kaneel, zwarte peper en cayennepeper in een blender of keukenmachine. Dek af en mix of verwerk tot een gladde massa.

2. Prik met de punt van een schilmesje vier of vijf keer in elke drumstick. Doe de drumsticks in een grote hersluitbare plastic zak in een grote kom. Voeg uienmengsel toe; keer om te coaten. Marineer in de koelkast gedurende 2 tot 24 uur, keer de zak af en toe.

3. Verwarm de vleeskuikens voor. Haal de kip uit de marinade. Veeg met keukenpapier de overtollige marinade van de drumsticks. Leg de drumsticks op het rek van een onverwarmde braadpan of een omrande bakplaat bekleed met folie. Rooster 15 tot 20 cm van de warmtebron gedurende 15 minuten. Draai drumsticks om; rooster ongeveer 10 minuten of tot de kip niet meer roze is (175°F).

4. Combineer voor de raita cashewroom, citroensap, munt, koriander, komijn en zwarte peper in een middelgrote kom. Roer de komkommer er voorzichtig door.

5. Serveer kip met raita en partjes citroen.

KIPPENCURRY MET WORTELGROENTEN, ASPERGES EN GROENE APPEL-MUNTSAUS

VOORBEREIDING:30 minuten koken: 35 minuten staan: 5 minuten maakt: 4 porties

- 2 eetlepels geraffineerde kokosolie of olijfolie
- 2 pond kippenborsten met been, indien gewenst gevild
- 1 kop gesnipperde ui
- 2 eetlepels geraspte verse gember
- 2 eetlepels gehakte knoflook
- 2 eetlepels zoutvrij kerriepoeder
- 2 eetlepels gehakte, gezaaide jalapeño (zie tip)
- 4 kopjes kippenbottenbouillon (zie recept) of kippenbouillon zonder zout
- 2 middelgrote zoete aardappelen (ongeveer 1 pond), geschild en in stukjes gesneden
- 2 middelgrote rapen (ongeveer 6 ons), geschild en gehakt
- 1 kopje gezaaide, in blokjes gesneden tomaat
- 8 ons asperges, bijgesneden en in stukken van 1 inch gesneden
- 1 13,5-ounce kan natuurlijke kokosmelk (zoals Nature's Way)
- ½ kopje geknipte verse koriander
- Apple-Mint Relish (zie recept, onderstaand)
- Limoen partjes

1. Verhit olie in een Nederlandse oven van 6 liter op middelhoog vuur. Bruine kip in porties in hete olie, gelijkmatig bruin worden, ongeveer 10 minuten. Leg de kip op een bord; opzij zetten.

2. Zet het vuur op medium. Voeg ui, gember, knoflook, kerriepoeder en jalapeño toe aan de pot. Kook en roer 5 minuten of tot de ui zacht is. Roer de kippenbotbouillon, zoete aardappelen, rapen en tomaat erdoor. Doe de stukjes kip terug in de pan en zorg ervoor dat de kip in

zoveel mogelijk vloeistof wordt ondergedompeld. Zet het vuur laag tot medium laag. Dek af en laat 30 minuten sudderen of tot de kip niet meer roze is en de groenten gaar zijn. Roer de asperges, kokosmelk en koriander erdoor. Haal van het vuur. Laat 5 minuten staan. Snijd indien nodig de kip van de botten om gelijkmatig over de serveerschalen te verdelen. Serveer met Apple-Mint Relish en partjes limoen.

Apple-Mint Relish: Hak in een keukenmachine ½ kopje ongezoete kokosvlokken tot poeder. Voeg 1 kopje verse korianderblaadjes en stoom toe; 1 kopje verse muntblaadjes; 1 Granny Smith-appel, klokhuis verwijderd en in stukjes gesneden; 2 theelepels fijngehakte, ontpitte jalapeño (zie tip); en 1 eetlepel vers limoensap. Pulseer tot fijn gehakt.

GEGRILDE KIP PAILLARD SALADE MET FRAMBOZEN, BIETEN EN GEROOSTERDE AMANDELEN

VOORBEREIDING: 30 minuten braden: 45 minuten marineren: 15 minuten grillen: 8 minuten maakt: 4 porties

- ½ kopje hele amandelen
- 1½ theelepel olijfolie
- 1 middelgrote rode biet
- 1 middelgrote gouden biet
- 2 6- tot 8-ounce kippenborsthelften zonder botten, zonder vel
- 2 kopjes verse of bevroren frambozen, ontdooid
- 3 eetlepels witte of rode wijnazijn
- 2 eetlepels geknipte verse dragon
- 1 eetlepel fijngehakte sjalot
- 1 theelepel Dijon-stijl mosterd (zie recept)
- ¼ kopje olijfolie
- Zwarte peper
- 8 kopjes lentemix sla

1. Verwarm voor de amandelen de oven voor op 200°C. Verspreid amandelen op een kleine bakplaat en meng met ½ theelepel olijfolie. Bak ongeveer 5 minuten of tot geurig en goudbruin. Laten afkoelen. (Amandelen kunnen 2 dagen van tevoren worden geroosterd en in een luchtdichte verpakking worden bewaard.)

2. Leg voor de bieten elke biet op een klein stukje folie en besprenkel ze met ½ theelepel olijfolie. Wikkel de folie losjes om de bieten en leg ze op een bakplaat of in een ovenschaal. Rooster de bieten in de oven van 400 ° F gedurende 40 tot 50 minuten of tot ze gaar zijn wanneer ze met een mes worden doorboord. Haal uit de oven en

laat staan tot het koel genoeg is om te hanteren. Verwijder de schil met een schilmesje. Snijd de bieten in partjes en zet apart. (Vermijd de bieten door elkaar te mengen om te voorkomen dat de rode bieten de gouden bieten verkleuren. Bieten kunnen 1 dag van tevoren worden geroosterd en gekoeld. Breng op kamertemperatuur voordat u ze serveert.)

3. Snijd voor de kip elke kipfilet horizontaal doormidden. Leg elk stuk kip tussen twee stukken plastic folie. Klop met een vleeshamer zachtjes tot ongeveer ¾ inch dik. Leg de kip in een ondiepe schaal en zet opzij.

4. Plet voor de vinaigrette in een grote kom ¾ kopje frambozen lichtjes met een garde (bewaar de resterende frambozen voor de salade). Voeg de azijn, dragon, sjalot en mosterd in Dijon-stijl toe; klop om te mengen. Voeg de ¼ kopje olijfolie toe in een dunne stroom en klop om goed te mengen. Giet ½ kopje vinaigrette over de kip; draai de kip om (bewaar de resterende vinaigrette voor de salade). Marineer de kip 15 minuten op kamertemperatuur. Haal de kip uit de marinade en bestrooi met peper; gooi de overgebleven marinade in de schaal weg.

5. Plaats voor een houtskool- of gasgrill de kip op een grillrek direct op middelhoog vuur. Dek af en gril gedurende 8 tot 10 minuten of tot de kip niet meer roze is, draai halverwege het grillen een keer om. (Kip kan ook in een grillpan op het fornuis worden gekookt.)

6. Combineer sla, bieten en de resterende 1¼ kopjes frambozen in een grote kom. Giet gereserveerde vinaigrette over salade; voorzichtig gooien om te coaten.

Verdeel de salade over vier serveerschalen; bedek elk met een stuk gegrilde kipfilet. Hak de geroosterde amandelen grof en strooi over het geheel. Serveer onmiddellijk.

MET BROCCOLI RABE GEVULDE KIPPENBORSTEN MET VERSE TOMATENSAUS EN CAESARSALADE

VOORBEREIDING: 40 minuten koken: 25 minuten maakt: 6 porties

- 3 eetlepels olijfolie
- 2 theelepels gehakte knoflook
- ¼ theelepel gemalen rode peper
- 1 pond broccoli raab, getrimd en gehakt
- ½ kopje ongezwaveld gouden rozijnen
- ½ kopje water
- 4 5- tot 6-ounce kippenborsthelften zonder vel, zonder botten
- 1 kop gesnipperde ui
- 3 kopjes gehakte tomaten
- ¼ kopje geknipte verse basilicum
- 2 theelepels rode wijnazijn
- 3 eetlepels vers citroensap
- 2 eetlepels Paleo Mayo (zie recept)
- 2 theelepels Dijon-stijl mosterd (zie recept)
- 1 theelepel gehakte knoflook
- ½ theelepel zwarte peper
- ¼ kopje olijfolie
- 10 kopjes gesneden snijsla

1. Verhit in een grote koekenpan 1 eetlepel olijfolie op middelhoog vuur. Voeg de knoflook en geplette rode peper toe; kook en roer gedurende 30 seconden of tot geurig. Voeg de gehakte broccoli rabe, rozijnen en het ½ kopje water toe. Dek af en kook ongeveer 8 minuten of tot broccoli raab geslonken en zacht is. Haal het deksel van de pan; laat eventueel overtollig water verdampen. Opzij zetten.

2. Halveer voor rollades elke kipfilet in de lengte; plaats elk stuk tussen twee stukken plasticfolie. Sla met de platte kant van een vleeshamer de kip licht tot ongeveer ¼ inch dik. Plaats voor elke rollade ongeveer ¼ kopje van het broccoli-raab-mengsel op een van de korte uiteinden; oprollen en de zijkanten naar binnen vouwen om de vulling volledig te omsluiten. (Roulades kunnen tot 1 dag van tevoren worden gemaakt en worden gekoeld tot ze klaar zijn om te koken.)

3. Verhit in een grote koekenpan 1 eetlepel olijfolie op middelhoog vuur. Voeg de rollades toe, met de naad naar beneden. Bak ongeveer 8 minuten of tot ze aan alle kanten bruin zijn, draai ze tijdens het koken twee of drie keer om. Leg de rollades op een schaal.

4. Verhit voor saus in de koekenpan 1 eetlepel van de overgebleven olijfolie op middelhoog vuur. Voeg de ui toe; kook ongeveer 5 minuten of tot ze doorschijnend zijn. Roer de tomaten en basilicum erdoor. Leg de rollades op de saus in de koekenpan. Breng aan de kook op middelhoog vuur; verminder hitte. Dek af en laat ongeveer 5 minuten sudderen of tot de tomaten beginnen uit elkaar te vallen maar hun vorm behouden en rollades doorgewarmd zijn.

5. Klop voor de dressing in een kleine kom het citroensap, Paleo Mayo, Dijon-stijl mosterd, knoflook en zwarte peper door elkaar. Sprenkel de ¼ kopje olijfolie erbij en klop tot het geëmulgeerd is. Meng de dressing met de gehakte romaine in een grote kom. Verdeel de romaine over zes

serveerschalen om te serveren. Snijd rollades in plakjes en schik ze op romaine; besprenkel met tomatensaus.

GEGRILDE KIP SHOARMA WRAPS MET GEKRUIDE GROENTEN EN PIJNBOOMPITTENDRESSING

VOORBEREIDING: 20 minuten marineren: 30 minuten grillen: 10 minuten maakt: 8 wraps (4 porties)

- 1½ pond kippenborsthelften zonder vel, zonder been, in stukken van 2 inch gesneden
- 5 eetlepels olijfolie
- 2 eetlepels vers citroensap
- 1¾ theelepel gemalen komijn
- 1 theelepel gehakte knoflook
- 1 theelepel paprikapoeder
- ½ theelepel kerriepoeder
- ½ theelepel gemalen kaneel
- ¼ theelepel cayennepeper
- 1 middelgrote courgette, gehalveerd
- 1 kleine aubergine in plakken van ½ cm gesneden
- 1 grote gele paprika, gehalveerd en zonder zaadjes
- 1 middelgrote rode ui, in vieren gesneden
- 8 kerstomaatjes
- 8 grote blaadjes botersla
- Geroosterde Pijnboompittendressing (zie recept)
- Citroenpartjes

1. Meng voor de marinade in een kleine kom 3 eetlepels olijfolie, citroensap, 1 theelepel komijn, knoflook, ½ theelepel paprikapoeder, kerriepoeder, ¼ theelepel kaneel en cayennepeper. Doe de stukjes kip in een grote hersluitbare plastic zak in een ondiepe schaal. Giet de marinade over de kip. Zegel zak; verander zak in jas. Marineer 30 minuten in de koelkast, keer de zak af en toe.

2. Haal de kip uit de marinade; gooi de marinade weg. Rijg de kip aan vier lange spiesen.

3. Leg courgette, aubergine, paprika en ui op een bakplaat. Besprenkel met 2 eetlepels olijfolie. Bestrooi met de resterende ¾ theelepel komijn, de resterende ½ theelepel paprikapoeder en de resterende ¼ theelepel kaneel; wrijf lichtjes over groenten. Rijg tomaten aan twee spiesen.

3. Plaats voor een houtskool- of gasgrill kip- en tomatenkabobs en groenten op een grillrooster op middelhoog vuur. Dek af en gril tot de kip niet meer roze is en de groenten licht verkoold en knapperig mals zijn, één keer draaien. Wacht 10 tot 12 minuten voor kip, 8 tot 10 minuten voor groenten en 4 minuten voor tomaten.

4. Haal de kip van de spiesen. Snijd de kip in stukjes en snij de courgette, aubergine en paprika in hapklare stukjes. Haal de tomaten van de spiesjes (niet hakken). Schik kip en groenten op een schaal. Schep voor het serveren wat van de kip en groenten in een slablad; besprenkel met geroosterde pijnboompittendressing. Serveer met partjes citroen.

IN DE OVEN GESTOOFDE KIPPENBORSTEN MET CHAMPIGNONS, KNOFLOOKPUREE VAN BLOEMKOOL EN GEROOSTERDE ASPERGES

BEGIN TOT EINDE: 50 minuten maakt: 4 porties

4 10- tot 12-ounce kippenborsthelften met been, gevild
3 kopjes kleine witte champignons
1 kopje dun gesneden prei of gele ui
2 kopjes kippenbottenbouillon (zie recept) of kippenbouillon zonder zout
1 kop droge witte wijn
1 grote bos verse tijm
Zwarte peper
Witte wijnazijn (optioneel)
1 bloemkool, in roosjes verdeeld
12 teentjes knoflook, gepeld
2 eetlepels olijfolie
Witte peper of cayennepeper
1 pond asperges, bijgesneden
2 theelepels olijfolie

1. Verwarm de oven voor op 400°F. Schik de kipfilets in een rechthoekige ovenschaal van 3 liter; top met champignons en prei. Giet kippenbotbouillon en wijn over de kip en groenten. Strooi tijm over het geheel en bestrooi met zwarte peper. Dek de schaal af met folie.

2. Bak gedurende 35 tot 40 minuten of tot een direct afleesbare thermometer die in de kip is gestoken, 170 ° F registreert. Tijmtakjes verwijderen en weggooien. Breng het kookvocht, indien gewenst, voor het opdienen op smaak met een scheutje azijn.

2. Kook ondertussen in een grote pan de bloemkool en knoflook in voldoende kokend water om ongeveer 10 minuten te bedekken of tot ze zacht zijn. Giet de bloemkool en knoflook af en bewaar 2 eetlepels van het kookvocht. Doe de bloemkool en het bewaarde kookvocht in een keukenmachine of een grote mengkom. Verwerk tot een gladde massa* of pureer met een aardappelstamper; roer er 2 eetlepels olijfolie door en breng op smaak met witte peper. Houd warm tot klaar om te serveren.

3. Leg de asperges in een enkele laag op een bakplaat. Besprenkel met 2 theelepels olijfolie en gooi om te coaten. Bestrooi met zwarte peper. Rooster in een oven van 400 ° F ongeveer 8 minuten of tot ze knapperig zijn, een keer roeren.

4. Verdeel de bloemkoolpuree over zes serveerschalen. Top met kip, champignons en prei. Besprenkel met wat van het kookvocht; serveer met geroosterde asperges.

*Opmerking: als u een keukenmachine gebruikt, zorg er dan voor dat u niet te veel verwerkt, anders wordt de bloemkool te dun.

KIPPENSOEP IN THAISE STIJL

VOORBEREIDING: 30 minuten invriezen: 20 minuten koken: 50 minuten maakt: 4 tot 6 porties

TAMARINDE IS EEN MUSKUSACHTIGE, ZURE VRUCHTGEBRUIKT IN DE INDIASE, THAISE EN MEXICAANSE KEUKEN. VEEL COMMERCIEEL BEREIDE TAMARINDEPASTA'S BEVATTEN SUIKER - ZORG ERVOOR DAT U ER EEN KOOPT DIE DAT NIET DOET. KAFFIR-LIMOENBLAADJES ZIJN OP DE MEESTE AZIATISCHE MARKTEN VERS, INGEVROREN EN GEDROOGD TE VINDEN. ALS JE ZE NIET KUNT VINDEN, VERVANG DAN 1½ THEELEPEL FIJNGERASPTE LIMOENSCHIL VOOR DE BLADEREN IN DIT RECEPT.

- 2 stengels citroengras, bijgesneden
- 2 eetlepels ongeraffineerde kokosolie
- ½ kopje dun gesneden lente-uitjes
- 3 grote teentjes knoflook, in dunne plakjes gesneden
- 8 kopjes kippenbottenbouillon (zie recept) of kippenbouillon zonder zout
- ¼ kopje tamarindepasta zonder toegevoegde suiker (zoals het merk Tamicon)
- 2 eetlepels norivlokken
- 3 verse Thaise chilipepers, in dunne plakjes gesneden met zaadjes intact (zie tip)
- 3 kaffirlimoenblaadjes
- 1 stuk gember van 3 inch, in dunne plakjes gesneden
- 4 6-ounce kippenborsthelften zonder vel, zonder botten
- 1 14,5-ounce blikje zonder zout toegevoegde in het vuur geroosterde tomatenblokjes, ongedraineerd
- 6 ons dunne aspergesperen, bijgesneden en in dunne plakjes gesneden diagonaal in stukjes van ½ inch
- ½ kopje verpakte Thaise basilicumblaadjes (zie opmerking)

1. Druk met de achterkant van een mes stevig op de stengels citroengras. Snijd gekneusde stelen fijn.

2. Verhit kokosolie in een braadpan op middelhoog vuur. Voeg citroengras en lente-uitjes toe; kook gedurende 8 tot 10 minuten, vaak roerend. Voeg knoflook toe; kook en roer gedurende 2 tot 3 minuten of tot zeer geurig.

3. Voeg kippenbottenbouillon, tamarindepasta, nori-vlokken, chilipepers, limoenblaadjes en gember toe. Breng aan de kook; verminder hitte. Dek af en laat 40 minuten sudderen.

4. Vries ondertussen de kip 20 tot 30 minuten in of tot hij stevig is. Snijd de kip in dunne plakjes.

5. Zeef de soep door een fijnmazige zeef in een grote pan en druk met de achterkant van een grote lepel om de smaken eruit te halen. Gooi vaste stoffen weg. Breng soep aan de kook. Roer de kip, ongedraineerde tomaten, asperges en basilicum erdoor. Verminder hitte; laat 2 tot 3 minuten sudderen, onafgedekt, of tot de kip gaar is. Serveer onmiddellijk.

GEROOSTERDE KIP MET CITROEN EN SALIE MET ANDIJVIE

VOORBEREIDING: 15 minuten braden: 55 minuten staan: 5 minuten maakt: 4 porties

DE SCHIJFJES CITROEN EN HET SALIEBLADGEPLAATST ONDER DE HUID VAN DE KIP, BRENG HET VLEES OP SMAAK TERWIJL HET KOOKT - EN MAAK EEN OPVALLEND ONTWERP ONDER DE KNAPPERIGE, ONDOORZICHTIGE HUID NADAT HET UIT DE OVEN KOMT.

- 4 halve kipfilet met been (met vel)
- 1 citroen, zeer dun gesneden
- 4 grote salieblaadjes
- 2 theelepels olijfolie
- 2 theelepels mediterrane kruiden (zie recept)
- ½ theelepel zwarte peper
- 2 eetlepels extra vergine olijfolie
- 2 sjalotten, in plakjes
- 2 teentjes knoflook, fijngehakt
- 4 stronkjes andijvie, in de lengte gehalveerd

1. Verwarm de oven voor op 400°F. Maak met een schilmesje heel voorzichtig het vel los van elke borsthelft, waarbij het aan één kant blijft zitten. Leg 2 schijfjes citroen en 1 blaadje salie op het vlees van elke borst. Trek de huid voorzichtig terug op zijn plaats en druk zachtjes om hem vast te zetten.

2. Leg de kip in een ondiepe braadpan. Bestrijk de kip met 2 theelepels olijfolie; bestrooi met mediterrane kruiden en ¼ theelepel peper. Rooster, onafgedekt, ongeveer 55 minuten of tot de huid bruin en knapperig is en een direct

afleesbare thermometer in de kippenregisters 170 ° F. Laat de kip 10 minuten staan alvorens te serveren.

3. Verhit ondertussen in een grote koekenpan de 2 eetlepels olijfolie op middelhoog vuur. Sjalotten toevoegen; kook ongeveer 2 minuten of tot ze doorschijnend zijn. Bestrooi de andijvie met de resterende ¼ theelepel peper. Voeg knoflook toe aan de koekenpan. Leg de andijvie in de koekenpan, snijd de zijkanten naar beneden. Kook ongeveer 5 minuten of tot ze bruin zijn. Andijvie voorzichtig omdraaien; kook nog 2 tot 3 minuten of tot ze gaar zijn. Serveer met kip.

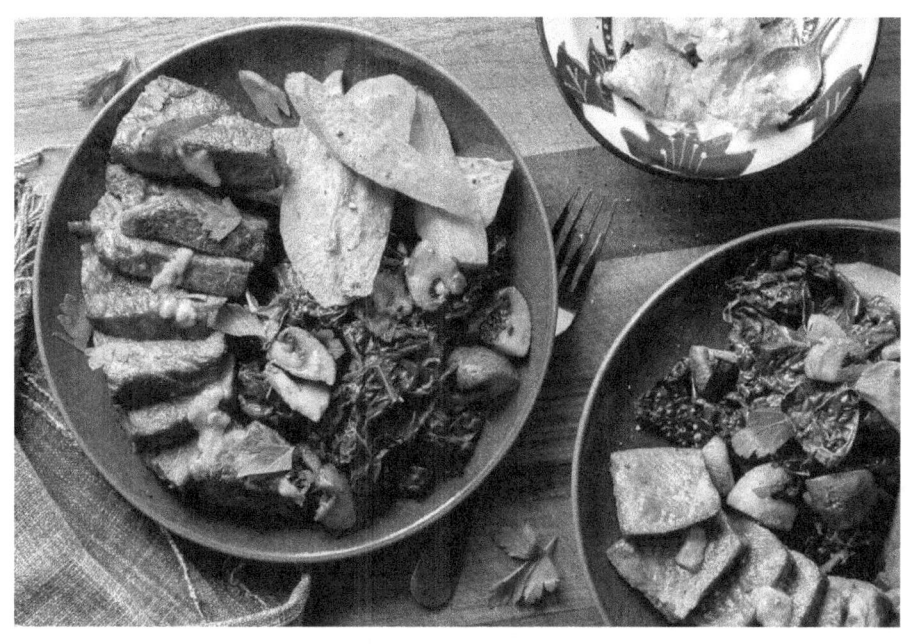

KIP MET SJALOTTEN, WATERKERS EN RADIJS

VOORBEREIDING: 20 minuten koken: 8 minuten bakken: 30 minuten maakt: 4 porties

HOEWEL HET MISSCHIEN VREEMD KLINKT OM RADIJSJES TE KOKEN, ZE ZIJN HIER NAUWELIJKS GAAR - NET GENOEG OM HUN GEPEPERDE BEET TE VERZACHTEN EN ZE EEN BEETJE MALS TE MAKEN.

- 3 eetlepels olijfolie
- 4 10- tot 12-ounce kipfilethelften met been (met vel)
- 1 eetlepel Citroen-Kruidenkruiden (zie recept)
- ¾ kopje gesneden lente-uitjes
- 6 radijsjes, in dunne plakjes
- ¼ theelepel zwarte peper
- ½ kopje droge witte vermout of droge witte wijn
- ⅓ kopje Cashewroom (zie recept)
- 1 bosje waterkers, stelen bijgesneden, grof gehakt
- 1 eetlepel geknipte verse dille

1. Verwarm de oven voor op 350°F. Verhit olijfolie in een grote koekenpan op middelhoog vuur. Dep de kip droog met keukenpapier. Kook de kip, met de velzijde naar beneden, gedurende 4 tot 5 minuten of tot de huid goudbruin en krokant is. Kip omdraaien; kook ongeveer 4 minuten of tot ze bruin zijn. Leg de kip met de huid naar boven in een ondiepe ovenschaal. Bestrooi de kip met Citroen-Kruidenkruiden. Bak ongeveer 30 minuten of tot een direct afleesbare thermometer die in de kip is gestoken, 170 °F aangeeft.

2. Giet ondertussen op 1 eetlepel na alles uit de koekenpan; zet de koekenpan terug op het vuur. Voeg lente-uitjes en radijs toe; kook ongeveer 3 minuten of net tot de lente-uitjes verwelken. Bestrooi met peper. Voeg vermout toe, roer om gebruinde stukjes op te schrapen. Breng aan de kook; kook tot het is ingekookt en iets ingedikt. Roer de cashewroom erdoor; aan de kook brengen. Haal de koekenpan van het vuur; voeg waterkers en dille toe, roer voorzichtig totdat de waterkers geslonken is. Roer eventuele kippensappen die zich in de ovenschaal hebben opgehoopt erdoor.

3. Verdeel het lente-uimengsel over vier serveerschalen; top met kip.

KIP TIKKA MASALA

VOORBEREIDING:30 minuten marineren: 4 tot 6 uur koken: 15 minuten braden: 8 minuten maakt: 4 porties

DIT IS GEÏNSPIREERD OP EEN ZEER POPULAIR INDIAAS GERECHTDIE MISSCHIEN HELEMAAL NIET IN INDIA IS GEMAAKT, MAAR EERDER IN EEN INDIAAS RESTAURANT IN HET VERENIGD KONINKRIJK. TRADITIONELE KIP TIKKA MASALA VEREIST DAT KIP WORDT GEMARINEERD IN YOGHURT EN VERVOLGENS WORDT GEKOOKT IN EEN PITTIGE TOMATENSAUS BESPAT MET ROOM. ZONDER ENIGE ZUIVEL DIE DE SMAAK VAN DE SAUS AFZWAKT, IS DEZE VERSIE BIJZONDER SCHOON VAN SMAAK. IN PLAATS VAN RIJST WORDT HET GESERVEERD MET KNAPPERIGE COURGETTENOEDELS.

- 1½ pond kippendijen zonder vel, zonder botten of halve kipfilet
- ¾ kopje natuurlijke kokosmelk (zoals Nature's Way)
- 6 teentjes knoflook, fijngehakt
- 1 eetlepel geraspte verse gember
- 1 theelepel gemalen koriander
- 1 theelepel paprikapoeder
- 1 theelepel gemalen komijn
- ¼ theelepel gemalen kardemom
- 4 eetlepels geraffineerde kokosolie
- 1 kopje gehakte wortelen
- 1 dun gesneden bleekselderij
- ½ kopje gesnipperde ui
- 2 jalapeño- of serranopepers, zonder zaadjes (indien gewenst) en fijngehakt (zie tip)
- 1 14,5-ounce blikje zonder zout toegevoegde in het vuur geroosterde tomatenblokjes, ongedraineerd
- 1 8-ounce blik tomatensaus zonder zout
- 1 theelepel garam masala zonder zout

3 middelgrote courgettes
½ theelepel zwarte peper
Verse korianderblaadjes

1. Als u kippendijen gebruikt, snijdt u elke dij in drie stukken. Als u halve kipfilet gebruikt, snijdt u elke borsthelft in stukjes van 5 cm, en snijdt u eventuele dikke delen horizontaal doormidden om ze dunner te maken. Doe de kip in een grote hersluitbare plastic zak; opzij zetten. Meng voor de marinade in een kleine kom ½ kopje kokosmelk, de knoflook, gember, koriander, paprika, komijn en kardemom. Giet marinade over kip in zak. Verzegel de zak en draai om de kip te coaten. Plaats de zak in een middelgrote kom; marineer in de koelkast gedurende 4 tot 6 uur, keer de zak af en toe.

2. Verwarm de vleeskuikens voor. Verhit in een grote koekenpan 2 eetlepels kokosolie op middelhoog vuur. Voeg wortels, selderij en ui toe; kook gedurende 6 tot 8 minuten of tot de groenten gaar zijn, af en toe roerend. Voeg jalapenos toe; kook en roer nog 1 minuut. Voeg ongedraineerde tomaten en tomatensaus toe. Breng aan de kook; verminder hitte. Sudderen, onafgedekt, ongeveer 5 minuten of tot de saus iets dikker wordt.

3. Giet de kip af en gooi de marinade weg. Schik de stukjes kip in een enkele laag op het onverwarmde rek van een vleeskuikenpan. Rooster 5 tot 6 inch van het vuur gedurende 8 tot 10 minuten of tot de kip niet meer roze is en draai halverwege het roosteren een keer om. Voeg gekookte stukjes kip en de resterende ¼ kop kokosmelk toe aan het tomatenmengsel in de koekenpan. Kook

gedurende 1 tot 2 minuten of tot het goed is opgewarmd. Haal van het vuur; roer de garam masala erdoor.

4. Snijd de uiteinden van de courgette af. Snijd de courgette met een juliennesnijder in lange dunne reepjes. Verhit in een extra grote koekenpan de resterende 2 eetlepels kokosolie op middelhoog vuur. Voeg courgettereepjes en zwarte peper toe. Kook en roer gedurende 2 tot 3 minuten of tot de courgette knapperig en mals is.

5. Verdeel de courgette over vier borden om te serveren. Top met kipmengsel. Garneer met korianderblaadjes.

RAS EL HANOUT KIPPENDIJEN

VOORBEREIDING: 20 minuten koken: 40 minuten maakt: 4 porties

RAS EL HANOUT IS EEN COMPLEXEN EXOTISCH MAROKKAANS KRUIDENMENGSEL. DE UITDRUKKING BETEKENT "HOOFD VAN DE WINKEL" IN HET ARABISCH, WAT IMPLICEERT DAT HET EEN UNIEKE MIX IS VAN DE BESTE KRUIDEN DIE DE KRUIDENVERKOPER TE BIEDEN HEEFT. ER IS GEEN VAST RECEPT VOOR RAS EL HANOUT, MAAR HET BEVAT VAAK EEN MIX VAN GEMBER, ANIJS, KANEEL, NOOTMUSKAAT, PEPERKORRELS, KRUIDNAGEL, KARDEMOM, GEDROOGDE BLOEMEN (ZOALS LAVENDEL EN ROOS), NIGELLA, FOELIE, LAOS EN KURKUMA.

- 1 eetlepel gemalen komijn
- 2 theelepels gemalen gember
- 1½ theelepel zwarte peper
- 1½ theelepel gemalen kaneel
- 1 theelepel gemalen koriander
- 1 theelepel cayennepeper
- 1 theelepel gemalen piment
- ½ theelepel gemalen kruidnagel
- ¼ theelepel gemalen nootmuskaat
- 1 theelepel saffraandraadjes (optioneel)
- 4 eetlepels ongeraffineerde kokosolie
- 8 kippendijen met been
- 1 8-ounce pakket verse champignons, in plakjes
- 1 kop gesnipperde ui
- 1 kop gehakte rode, gele of groene paprika (1 grote)
- 4 Roma-tomaten, ontpit, ontpit en in stukjes gesneden
- 4 teentjes knoflook, fijngehakt
- 2 13,5-ounce blikjes natuurlijke kokosmelk (zoals Nature's Way)

3 tot 4 eetlepels vers limoensap

¼ kopje fijngesneden verse koriander

1. Meng voor de ras el hanout komijn, gember, zwarte peper, kaneel, koriander, cayennepeper, piment, kruidnagel, nootmuskaat en, indien gewenst, saffraan in een middelgrote vijzel of kleine kom. Maal met een stamper of roer met een lepel om goed te mengen. Opzij zetten.

2. Verhit in een extra grote koekenpan 2 eetlepels kokosolie op middelhoog vuur. Bestrooi de kippendijen met 1 eetlepel ras el hanout. Voeg kip toe aan de koekenpan; kook gedurende 5 tot 6 minuten of tot ze bruin zijn, keer ze halverwege het koken een keer om. Haal de kip uit de koekenpan; blijf warm.

3. Verhit in dezelfde koekenpan de resterende 2 eetlepels kokosolie op middelhoog vuur. Voeg champignons, ui, paprika, tomaten en knoflook toe. Kook en roer ongeveer 5 minuten of tot de groenten gaar zijn. Roer de kokosmelk, limoensap en 1 eetlepel ras el hanout erdoor. Doe de kip terug in de koekenpan. Breng aan de kook; verminder hitte. Laat sudderen, afgedekt, ongeveer 30 minuten of tot de kip zacht is (175°F).

4. Serveer kip, groenten en saus in kommen. Garneer met koriander.

Opmerking: Bewaar overgebleven Ras el Hanout maximaal 1 maand in een afgedekte container.

STAR FRUIT ADOBO KIPPENDIJEN OVER GESTOOFDE SPINAZIE

VOORBEREIDING:40 minuten marineren: 4 tot 8 uur koken: 45 minuten maakt: 4 porties

DEP DE KIP INDIEN NODIG DROOGMET KEUKENPAPIER NADAT HET UIT DE MARINADE KOMT VOORDAT HET BRUIN WORDT IN DE KOEKENPAN. VLOEISTOF DIE OP HET VLEES ACHTERBLIJFT, SPAT IN DE HETE OLIE.

- 8 kippendijen met been (1½ tot 2 pond), gevild
- ¾ kopje witte of ciderazijn
- ¾ kopje vers sinaasappelsap
- ½ kopje water
- ¼ kopje gehakte ui
- ¼ kopje geknipte verse koriander
- 4 teentjes knoflook, fijngehakt
- ½ theelepel zwarte peper
- 1 eetlepel olijfolie
- 1 stervrucht (carambola), in plakjes
- 1 kopje kippenbottenbouillon (zie<u>recept</u>) of kippenbouillon zonder zout
- 2 9-ounce pakketten verse spinazieblaadjes
- Verse korianderblaadjes (optioneel)

1. Plaats de kip in een roestvrijstalen of geëmailleerde braadpan; opzij zetten. Combineer azijn, sinaasappelsap, het water, ui, ¼ kopje fijngesneden koriander, knoflook en peper in een middelgrote kom; giet over kip. Dek af en marineer 4 tot 8 uur in de koelkast.

2. Breng het kippenmengsel in de Nederlandse oven aan de kook op middelhoog vuur; verminder hitte. Dek af en laat 35 tot 40 minuten sudderen of tot de kip niet meer roze is (175°F).

3. Verhit olie in een extra grote koekenpan op middelhoog vuur. Haal de kip met een tang uit de Nederlandse oven en schud zachtjes zodat de kookvloeistof eraf druipt; kookvocht reserveren. Bak de kip aan alle kanten bruin en draai hem regelmatig om zodat hij gelijkmatig bruin wordt.

4. Ondertussen, voor saus, kookvocht zeven; keer terug naar de Nederlandse oven. Breng aan de kook. Kook ongeveer 4 minuten om iets te verminderen en in te dikken; sterfruit toevoegen; kook nog 1 minuut. Doe de kip terug in de saus in de Nederlandse oven. Haal van het vuur; deksel om warm te blijven.

5. Veeg de koekenpan schoon. Giet kippenbottenbouillon in de koekenpan. Breng aan de kook op middelhoog vuur; roer de spinazie erdoor. Verminder hitte; laat 1 tot 2 minuten sudderen of tot spinazie net geslonken is, onder voortdurend roeren. Schep de spinazie met een schuimspaan op een serveerschaal. Top met kip en saus. Bestrooi eventueel met korianderblaadjes.

KIP-POBLANO KOOL TACO'S MET CHIPOTLE MAYO

VOORBEREIDING: 25 minuten bakken: 40 minuten maakt: 4 porties

SERVEER DEZE ROMMELIGE MAAR SMAKELIJKE TACO'SMET EEN VORK OM DE VULLING OP TE RAPEN DIE TIJDENS HET ETEN UIT HET KOOLBLAD VALT.

1 eetlepel olijfolie
2 poblano chilipepers, ontpit (indien gewenst) en fijngehakt (zie tip)
½ kopje gesnipperde ui
3 teentjes knoflook, fijngehakt
1 eetlepel zoutvrij chilipoeder
2 theelepels gemalen komijn
½ theelepel zwarte peper
1 8-ounce blik tomatensaus zonder zout
¾ kopje kippenbotbouillon (zie recept) of kippenbouillon zonder zout
1 theelepel gedroogde Mexicaanse oregano, geplet
1 tot 1½ pond kippendijen zonder vel, zonder botten
10 tot 12 middelgrote tot grote koolbladeren
Chipotle Paleo Mayo (zie recept)

1. Verwarm de oven voor op 350°F. Verhit olie in een grote ovenvaste koekenpan op middelhoog vuur. Voeg poblano chilipepers, ui en knoflook toe; kook en roer gedurende 2 minuten. Roer chilipoeder, komijn en zwarte peper erdoor; kook en roer nog 1 minuut (verlaag indien nodig het vuur om te voorkomen dat kruiden verbranden).

2. Voeg tomatensaus, kippenbotbouillon en oregano toe aan de koekenpan. Breng aan de kook. Leg de kippendijen voorzichtig in het tomatenmengsel. Bedek de koekenpan

met deksel. Bak ongeveer 40 minuten of tot de kip gaar is (175 ° F), draai de kip halverwege een keer om.

3. Haal de kip uit de koekenpan; enigszins afkoelen. Snijd de kip met twee vorken in hapklare stukjes. Roer de geraspte kip door het tomatenmengsel in de koekenpan.

4. Schep het kippenmengsel in de koolbladeren om te serveren; top met Chipotle Paleo Mayo.

KIPPENSTOOFPOTJE MET BABYWORTELTJES EN PAKSOI

VOORBEREIDING: 15 minuten koken: 24 minuten staan: 2 minuten maakt: 4 porties

BABY PAKSOI IS ERG DELICAAT EN KAN IN EEN OOGWENK TE GAAR WORDEN. OM HET KROKANT EN VERS TE HOUDEN - NIET VERWELKT EN DRASSIG - MOET U ERVOOR ZORGEN DAT HET NIET LANGER DAN 2 MINUTEN STOOMT IN DE AFGEDEKTE HETE PAN (VAN HET VUUR AF) VOORDAT U DE STOOFPOT SERVEERT.

- 2 eetlepels olijfolie
- 1 prei, in plakjes (witte en lichtgroene delen)
- 4 kopjes kippenbottenbouillon (zie recept) of kippenbouillon zonder zout
- 1 kop droge witte wijn
- 1 eetlepel Dijon-stijl mosterd (zie recept)
- ½ theelepel zwarte peper
- 1 takje verse tijm
- 1¼ pond kippendijen zonder vel, zonder botten, in stukjes van 1 inch gesneden
- 8 ons babywortelen met toppen, geschrobd, getrimd en in de lengte gehalveerd, of 2 middelgrote wortelen, schuin gesneden
- 2 theelepels fijn geraspte citroenschil (opzij zetten)
- 1 eetlepel vers citroensap
- 2 koppen baby paksoi
- ½ theelepel geknipte verse tijm

1. Verhit in een grote pan 1 eetlepel olijfolie op middelhoog vuur. Kook prei in hete olie gedurende 3 tot 4 minuten of tot het geslonken is. Voeg kippenbottenbouillon, wijn, mosterd in Dijon-stijl, ¼ theelepel peper en een takje tijm toe. Breng aan de kook; verminder hitte. Kook gedurende 10 tot 12 minuten of tot de vloeistof met ongeveer een derde is verminderd. Gooi het takje tijm weg.

2. Verhit ondertussen in een braadpan de resterende 1 eetlepel olijfolie op middelhoog vuur. Bestrooi de kip met de resterende ¼ theelepel peper. Bak in hete olie ongeveer 3 minuten of tot ze bruin zijn, af en toe roeren. Giet indien nodig het vet af. Voeg voorzichtig het gereduceerde bouillonmengsel toe aan de pot en schraap eventuele bruine stukjes weg; voeg wortels toe. Breng aan de kook; verminder hitte. Sudderen, onafgedekt, gedurende 8 tot 10 minuten of totdat de wortels zacht zijn. Roer het citroensap erdoor. Snij de paksoi in de lengte doormidden. (Als de paksoikoppen groot zijn, snijd ze dan in vieren.) Leg de paksoi bovenop de kip in de pan. Dek af en haal van het vuur; laat 2 minuten staan.

3. Schep de stoofpot in ondiepe kommen. Bestrooi met citroenschil en gesnipperde tijm.

CASHEW-SINAASAPPEL KIP EN PAPRIKA ROERBAK IN SLA WRAPS

BEGIN TOT EINDE: 45 minuten maakt: 4 tot 6 porties

JE VINDT ER TWEE SOORTENKOKOSOLIE IN DE SCHAPPEN - VERFIJND EN EXTRA VIERGE, OF ONGERAFFINEERD. ZOALS DE NAAM AL AANGEEFT, IS EXTRA VIERGE KOKOSOLIE AFKOMSTIG VAN DE EERSTE PERSING VAN DE VERSE, RAUWE KOKOSNOOT. HET IS ALTIJD DE BETERE KEUZE ALS JE OP MIDDELHOOG OF MIDDELHOOG VUUR KOOKT. GERAFFINEERDE KOKOSOLIE HEEFT EEN HOGER ROOKPUNT, DUS GEBRUIK HET ALLEEN ALS JE OP HOOG VUUR KOOKT.

- 1 eetlepel geraffineerde kokosolie
- 1½ tot 2 pond kippendijen zonder vel, zonder botten, in dunne hapklare reepjes gesneden
- 3 rode, oranje en/of gele paprika's, gesteeld, ontpit en dun gesneden in hapklare reepjes
- 1 rode ui, in de lengte gehalveerd en in dunne plakjes gesneden
- 1 theelepel fijngeraspte sinaasappelschil (opzij zetten)
- ½ kopje vers sinaasappelsap
- 1 eetlepel fijngehakte verse gember
- 3 teentjes knoflook, fijngehakt
- 1 kop ongezouten rauwe cashewnoten, geroosterd en grof gehakt (zie tip)
- ½ kopje gesneden groene lente-uitjes (4)
- 8 tot 10 blaadjes boter of ijsbergsla

1. Verhit de kokosolie in een wok of grote koekenpan op hoog vuur. Kip toevoegen; kook en roer gedurende 2 minuten. Voeg paprika en ui toe; kook en roer gedurende 2 tot 3 minuten of tot de groenten zacht beginnen te worden. Haal de kip en groenten uit de wok; blijf warm.

2. Veeg de wok uit met keukenpapier. Voeg het sinaasappelsap toe aan de wok. Kook ongeveer 3 minuten of tot het sap kookt en iets inkookt. Voeg gember en knoflook toe. Kook en roer gedurende 1 minuut. Doe het kip-paprikamengsel terug in de wok. Roer de sinaasappelschil, cashewnoten en lente-uitjes erdoor. Serveer roerbak op slablaadjes.

VIETNAMESE KIP KOKOS-CITROENGRAS

BEGIN TOT EINDE: 30 minuten maakt: 4 porties

DEZE SNELLE KOKOSCURRYKAN IN 30 MINUTEN OP TAFEL STAAN VANAF HET MOMENT DAT JE BEGINT TE HAKKEN, WAARDOOR HET EEN IDEALE MAALTIJD IS VOOR EEN DRUKKE DOORDEWEEKSE AVOND.

- 1 eetlepel ongeraffineerde kokosolie
- 4 stengels citroengras (alleen bleke delen)
- 1 3,2-ounce pakket oesterzwammen, gehakt
- 1 grote ui, dun gesneden, ringen gehalveerd
- 1 verse jalapeño, ontpit en fijngehakt (zie tip)
- 2 eetlepels gehakte verse gember
- 3 teentjes knoflook fijngehakt
- 1½ pond kippendijen zonder vel, zonder botten, dun gesneden en in hapklare stukjes gesneden
- ½ kopje natuurlijke kokosmelk (zoals Nature's Way)
- ½ kopje kippenbotbouillon (zie recept) of kippenbouillon zonder zout
- 1 eetlepel zoutvrije rode kerriepoeder
- ½ theelepel zwarte peper
- ½ kopje geknipte verse basilicumblaadjes
- 2 eetlepels vers limoensap
- Ongezoete geschaafde kokosnoot (optioneel)

1. Verhit kokosolie in een extra grote koekenpan op middelhoog vuur. Citroengras toevoegen; kook en roer gedurende 1 minuut. Voeg champignons, ui, jalapeño, gember en knoflook toe; kook en roer gedurende 2 minuten of tot de ui zacht is. Kip toevoegen; kook ongeveer 3 minuten of tot de kip gaar is.

2. Meng in een kleine kom kokosmelk, kippenbotbouillon, kerriepoeder en zwarte peper. Voeg toe aan het kippenmengsel in de koekenpan; kook gedurende 1 minuut of tot de vloeistof iets is ingedikt. Haal van het vuur; roer er verse basilicum en limoensap door. Bestrooi desgewenst porties met kokos.

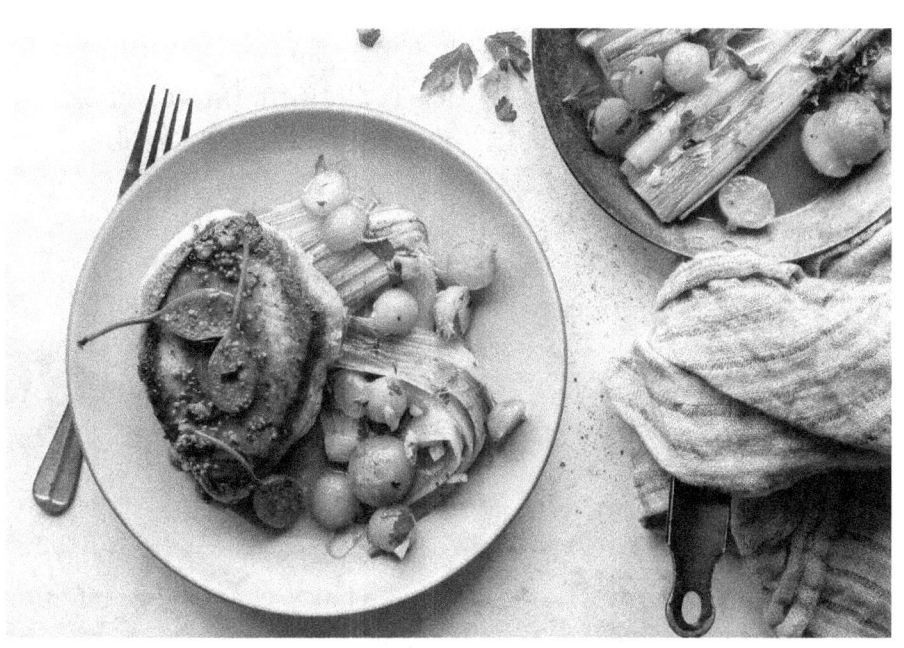

GEGRILDE KIP EN APPEL ESCAROLE SALADE

VOORBEREIDING: 30 minuten grill: 12 minuten maakt: 4 porties

ALS JE VAN EEN ZOETERE APPEL HOUDT, GA MET HONINGCRISP. ALS JE VAN EEN ZURE APPEL HOUDT, GEBRUIK DAN GRANNY SMITH - OF, VOOR EVENWICHT, PROBEER EEN MIX VAN DE TWEE VARIËTEITEN.

- 3 middelgrote Honeycrisp- of Granny Smith-appels
- 4 theelepels extra vergine olijfolie
- ½ kopje fijngehakte sjalotjes
- 2 eetlepels geknipte verse peterselie
- 1 eetlepel gevogeltekruiden
- 3 tot 4 kroppen escarole, in vieren
- 1 pond gemalen kip of kalkoenfilet
- ⅓ kop gehakte geroosterde hazelnoten*
- ⅓ kopje Klassieke Franse Vinaigrette (zie recept)

1. Halveer en ontpit appels. Schil en hak 1 van de appels fijn. Verhit in een middelgrote koekenpan 1 theelepel olijfolie op middelhoog vuur. Voeg gehakte appel en sjalotjes toe; koken tot ze zacht zijn. Roer de peterselie en gevogeltekruiden erdoor. Zet opzij om af te koelen.

2. Haal ondertussen de resterende 2 appels uit het klokhuis en snijd ze in partjes. Bestrijk de gesneden zijkanten van appelpartjes en escarole met de resterende olijfolie. Combineer kip en het gekoelde appelmengsel in een grote kom. Verdeel in acht porties; vorm elke portie in een pasteitje met een diameter van 2 inch.

3. Plaats voor een houtskool- of gasgrill kippasteitjes en appelpartjes op een grillrooster direct op middelhoog vuur. Dek af en gril 10 minuten, keer halverwege het grillen een keer om. Voeg escarole toe, snij de zijkanten naar beneden. Dek af en gril gedurende 2 tot 4 minuten of tot de escarole licht verkoold is, de appels zacht zijn en de kippasteitjes gaar zijn (165°F).

4. Hak de escarole grof. Verdeel de escarole over vier borden. Top met kippasteitjes, appelschijfjes en hazelnoten. Besprenkel met klassieke Franse vinaigrette.

*Tip: om hazelnoten te roosteren, verwarm de oven voor op 350°F. Verdeel de noten in een enkele laag in een ondiepe bakvorm. Bak gedurende 8 tot 10 minuten of tot licht geroosterd, roer één keer om gelijkmatig te roosteren. Koel de noten iets af. Leg de warme noten op een schone theedoek; wrijf met de handdoek om de losse velletjes te verwijderen.

TOSCAANSE KIPPENSOEP MET BOERENKOOLLINTEN

VOORBEREIDING: 15 minuten koken: 20 minuten maakt: 4 tot 6 porties

EEN LEPEL PESTO- NAAR KEUZE BASILICUM OF RUCOLA - VOEGT EEN GEWELDIGE SMAAK TOE AAN DEZE HARTIGE SOEP, GEKRUID MET ZOUTVRIJE KRUIDEN VOOR GEVOGELTE. OM DE BOERENKOOLLINTEN HELDERGROEN EN ZO VOL VOEDINGSSTOFFEN MOGELIJK TE HOUDEN, KOOK JE ZE ALLEEN TOT ZE GESLONKEN ZIJN.

- 1 pond gemalen kip
- 2 eetlepels gevogeltekruiden zonder zout
- 1 theelepel fijn geraspte citroenschil
- 1 eetlepel olijfolie
- 1 kop gesnipperde ui
- ½ kopje gehakte wortelen
- 1 kopje gehakte selderij
- 4 teentjes knoflook, in plakjes
- 4 kopjes kippenbottenbouillon (zie recept) of kippenbouillon zonder zout
- 1 blik van 14,5 ounce zonder zout in vuur geroosterde tomaten, ongedraineerd
- 1 bos Lacinato (Toscaanse) boerenkool, stelen verwijderd, in linten gesneden
- 2 eetlepels vers citroensap
- 1 theelepel geknipte verse tijm
- Basilicum of Rucola Pesto (zie recepten)

1. Combineer gemalen kip, gevogeltekruiden en citroenschil in een middelgrote kom. Goed mengen.

2. Verhit olijfolie in een braadpan op middelhoog vuur. Voeg het kippenmengsel, ui, wortels en selderij toe; kook gedurende 5 tot 8 minuten of tot de kip niet meer roze is, roer met een houten lepel om het vlees te breken en voeg

knoflookplakken toe tijdens de laatste 1 minuut van het koken. Voeg kippenbottenbouillon en tomaten toe. Breng aan de kook; verminder hitte. Dek af en laat 15 minuten sudderen. Roer de boerenkool, het citroensap en de tijm erdoor. Laat sudderen, onafgedekt, ongeveer 5 minuten of tot de boerenkool net geslonken is.

3. Schep voor het serveren de soep in serveerschalen en garneer met basilicum of rucolapesto.

KIP LARB

VOORBEREIDING: 15 minuten koken: 8 minuten afkoelen: 20 minuten maakt: 4 porties

DEZE VERSIE VAN HET POPULAIRE THAISE GERECHT VAN ZEER GEKRUIDE GEMALEN KIP EN GROENTEN GESERVEERD IN SLABLAADJES IS ONGELOOFLIJK LICHT EN SMAAKVOL - ZONDER DE TOEVOEGING VAN SUIKER, ZOUT EN VISSAUS (DIE ZEER VEEL NATRIUM BEVAT) DIE TRADITIONEEL DEEL UITMAKEN VAN DE INGREDIËNTENLIJST. MET KNOFLOOK, THAISE CHILIPEPERS, CITROENGRAS, LIMOENSCHIL, LIMOENSAP, MUNT EN KORIANDER MIS JE ZE NIET.

- 1 eetlepel geraffineerde kokosolie
- 2 pond gemalen kip (95% magere of gemalen borst)
- 8 ons champignons, fijngehakt
- 1 kopje fijngehakte rode ui
- 1 tot 2 Thaise chilipepers, zonder zaadjes en fijngehakt (zie tip)
- 2 eetlepels gehakte knoflook
- 2 eetlepels fijngehakt citroengras*
- ¼ theelepel gemalen kruidnagel
- ¼ theelepel zwarte peper
- 1 eetlepel fijngeraspte limoenschil
- ½ kopje vers limoensap
- ⅓ kopje stevig verpakte verse muntblaadjes, gehakt
- ⅓ kop stevig verpakte verse koriander, gehakt
- 1 krop ijsbergsla, in blaadjes gescheiden

1. Verhit kokosolie in een extra grote koekenpan op middelhoog vuur. Voeg gemalen kip, champignons, ui, chili(s), knoflook, citroengras, kruidnagel en zwarte peper toe. Kook gedurende 8 tot 10 minuten of tot de kip gaar is, roer met een houten lepel om het vlees tijdens het koken uit elkaar te halen. Giet af indien nodig. Breng het

kippenmengsel over in een extra grote kom. Laat ongeveer 20 minuten afkoelen of tot iets warmer dan kamertemperatuur, af en toe roeren.

2. Roer limoenschil, limoensap, munt en koriander door het kipmengsel. Serveer in slablaadjes.

*Tip: Voor het bereiden van citroengras heb je een scherp mes nodig. Snijd de houtachtige stengel van de onderkant van de stengel en de taaie groene bladen aan de bovenkant van de plant. Verwijder de twee harde buitenste lagen. Je zou een stuk citroengras moeten hebben dat ongeveer 15 cm lang en lichtgeel-wit is. Snijd de stengel horizontaal doormidden en snijd vervolgens elke helft nogmaals doormidden. Snijd elk kwart van de stengel heel dun.

KIPBURGERS MET SZECHWAN CASHEWSAUS

VOORBEREIDING: 30 minuten koken: 5 minuten grillen: 14 minuten maakt: 4 porties

DE CHILI-OLIE GEMAAKT DOOR TE VERWARMENOLIJFOLIE MET GEPLETTE RODE PEPER KAN OOK OP ANDERE MANIEREN WORDEN GEBRUIKT. GEBRUIK HET OM VERSE GROENTEN TE BAKKEN OF GOOI ZE MET WAT CHILI-OLIE VOORDAT JE ZE ROOSTERT.

- 2 eetlepels olijfolie
- ¼ theelepel gemalen rode peper
- 2 kopjes rauwe stukjes cashewnoten, geroosterd (zie tip)
- ¼ kopje olijfolie
- ½ kopje geraspte courgette
- ¼ kopje fijngehakte bieslook
- 2 teentjes knoflook, fijngehakt
- 2 theelepels fijn geraspte citroenschil
- 2 theelepels geraspte verse gember
- 1 pond gemalen kip of kalkoenfilet

SZECHWAN CASHEWSAUS

- 1 eetlepel olijfolie
- 2 eetlepels fijngehakte bosui
- 1 eetlepel geraspte verse gember
- 1 theelepel Chinees vijfkruidenpoeder
- 1 theelepel vers limoensap
- 4 groene blad- of boterslablaadjes

1. Meng voor de chili-olie in een kleine steelpan de olijfolie en de geplette rode peper. Verwarm gedurende 5 minuten op laag vuur. Haal van het vuur; laten afkoelen.

2. Doe voor cashewboter de cashewnoten en 1 eetlepel olijfolie in een blender. Dek af en mix tot romig, stop om de zijkanten naar beneden te schrapen als dat nodig is en voeg extra olijfolie toe, 1 eetlepel per keer, totdat de hele ¼ kop is gebruikt en de boter erg zacht is; opzij zetten.

3. Meng in een grote kom de courgette, bieslook, knoflook, citroenschil en de 2 theelepels gember. Voeg gemalen kip toe; Meng goed. Vorm het kippenmengsel in vier ½-inch dikke pasteitjes.

4. Plaats voor een houtskool- of gasgrill de pasteitjes op het ingevette rooster direct op middelhoog vuur. Dek af en gril gedurende 14 tot 16 minuten of tot het gaar is (165 ° F), draai halverwege het grillen een keer om.

5. Verhit ondertussen voor de saus in een kleine koekenpan de olijfolie op middelhoog vuur. Voeg de bosui en de 1 eetlepel gember toe; kook op middelhoog vuur gedurende 2 minuten of tot de lente-uitjes zacht worden. Voeg ½ kopje cashewboter toe (koel de resterende cashewboter maximaal 1 week in de koelkast), chili-olie, limoensap en vijfkruidenpoeder. Kook nog 2 minuten. Haal van het vuur.

6. Serveer pasteitjes op de slablaadjes. Besprenkel met saus.

TURKSE KIP WRAPS

VOORBEREIDING: 25 minuten laten staan: 15 minuten koken: 8 minuten maakt: 4 tot 6 porties

"BAHARAT" BETEKENT SIMPELWEG "SPECERIJ" IN HET ARABISCH. EEN UNIVERSELE SMAAKMAKER IN DE MIDDEN-OOSTERSE KEUKEN, HET WORDT VAAK GEBRUIKT ALS RUB OP VIS, GEVOGELTE EN VLEES OF GEMENGD MET OLIJFOLIE EN GEBRUIKT ALS GROENTEMARINADE. DE COMBINATIE VAN WARME, ZOETE SPECERIJEN ZOALS KANEEL, KOMIJN, KORIANDER, KRUIDNAGEL EN PAPRIKA MAAKT HET BIJZONDER AROMATISCH. DE TOEVOEGING VAN GEDROOGDE MUNT IS EEN TURKS TINTJE.

- ⅓ kopje geknipte ongezwaveld gedroogde abrikozen
- ⅓ kopje geknipte gedroogde vijgen
- 1 eetlepel ongeraffineerde kokosolie
- 1½ pond gemalen kippenborst
- 3 kopjes gesneden prei (alleen witte en lichtgroene delen) (3)
- ⅔ van een middelgrote groene en/of rode paprika, in dunne plakjes gesneden
- 2 eetlepels Baharat Kruiden (zie recept, onderstaand)
- 2 teentjes knoflook, fijngehakt
- 1 kop gehakte, gezaaide tomaten (2 medium)
- 1 kop gehakte, gezaaide komkommer (½ medium)
- ½ kopje gehakte gepelde ongezouten pistachenoten, geroosterd (zie tip)
- ¼ kopje geknipte verse munt
- ¼ kopje geknipte verse peterselie
- 8 tot 12 grote botersla- of Bibb-slablaadjes

1. Doe abrikozen en vijgen in een kleine kom. Voeg ⅔ kopje kokend water toe; laat 15 minuten staan. Giet af en bewaar ½ kopje van de vloeistof.

2. Verhit ondertussen in een extra grote koekenpan kokosolie op middelhoog vuur. Voeg gemalen kip toe; kook gedurende 3 minuten, roer met een houten lepel om het vlees tijdens het koken uit elkaar te halen. Voeg prei, paprika, Baharat-kruiden en knoflook toe; kook en roer ongeveer 3 minuten of tot de kip gaar is en de peper zacht is. Voeg abrikozen, vijgen, gereserveerde vloeistof, tomaten en komkommer toe. Kook en roer ongeveer 2 minuten of tot tomaten en komkommer net beginnen af te breken. Roer de pistachenoten, munt en peterselie erdoor.

3. Serveer kip en groenten in slablaadjes.

Baharat-kruiden: combineer in een kleine kom 2 eetlepels zoete paprika; 1 eetlepel zwarte peper; 2 theelepels gedroogde munt, fijngemalen; 2 theelepels gemalen komijn; 2 theelepels gemalen koriander; 2 theelepels gemalen kaneel; 2 theelepels gemalen kruidnagel; 1 theelepel gemalen nootmuskaat; en 1 theelepel gemalen kardemom. Bewaar in een goed afgesloten container bij kamertemperatuur. Maakt ongeveer ½ kopje.

SPAANSE CORNISH-KIPPEN

VOORBEREIDING:10 minuten bakken: 30 minuten braden: 6 minuten maakt: 2 tot 3 porties

DIT RECEPT KAN NIET EENVOUDIGER- EN DE RESULTATEN ZIJN ABSOLUUT VERBLUFFEND. OVERVLOEDIGE HOEVEELHEDEN GEROOKTE PAPRIKA, KNOFLOOK EN CITROEN GEVEN DEZE KLEINE VOGELS EEN GROTE SMAAK.

2 Cornish-kippen van 1½ pond, ontdooid indien bevroren

1 eetlepel olijfolie

6 teentjes knoflook, gehakt

2 tot 3 eetlepels gerookte zoete paprika

¼ tot ½ theelepel cayennepeper (optioneel)

2 citroenen, in vieren

2 eetlepels geknipte verse peterselie (optioneel)

1. Verwarm de oven voor op 375°F. Om de wildkippen in vieren te snijden, gebruikt u een keukenschaar of een scherp mes om langs beide zijden van de smalle ruggengraat te snijden. Vlinder de vogel open en snijd de hen doormidden door het borstbeen. Verwijder de achterhand door de huid en het vlees door te snijden dat de dijen van de borst scheidt. Houd de vleugel en borst intact. Wrijf olijfolie over stukken kip uit Cornwall. Bestrooi met gehakte knoflook.

2. Leg de stukken kip met de huid naar boven in een extra grote braadpan die in de oven kan. Bestrooi met gerookt paprikapoeder en cayennepeper. Knijp de citroenkwarten uit over de kippen; voeg citroenkwarten toe aan de koekenpan. Draai de stukken kip met de velkant naar

beneden in de pan. Dek af en bak gedurende 30 minuten. Haal de koekenpan uit de oven.

3. Verwarm de vleeskuikens voor. Draai de stukken met behulp van een tang. Pas ovenrek aan. Rooster 4 tot 5 inch van het vuur gedurende 6 tot 8 minuten tot de huid bruin is en de kippen gaar zijn (175 ° F). Besprenkel met pannensappen. Bestrooi eventueel met peterselie.

MET PISTACHE GEROOSTERDE KIPPEN UIT CORNWALL MET SALADE VAN RUCOLA, ABRIKOOS EN VENKEL

VOORBEREIDING:30 minuten chillen: 2 tot 12 uur braden: 50 minuten staan: 10 minuten maakt: 8 porties

EEN PISTACHEPESTO GEMAAKTMET PETERSELIE, TIJM, KNOFLOOK, SINAASAPPELSCHIL, SINAASAPPELSAP EN OLIJFOLIE WORDT VOOR HET MARINEREN ONDER DE HUID VAN ELKE VOGEL GESTOPT.

- 4 20- tot 24-ounce Cornish wildkippen
- 3 kopjes rauwe pistachenoten
- 2 eetlepels geknipte verse Italiaanse (platbladige) peterselie
- 1 eetlepel gesnipperde tijm
- 1 grote teen knoflook, fijngehakt
- 2 theelepels fijngeraspte sinaasappelschil
- 2 eetlepels vers sinaasappelsap
- ¾ kopje olijfolie
- 2 grote uien, dun gesneden
- ½ kopje vers sinaasappelsap
- 2 eetlepels vers citroensap
- ¼ theelepel versgemalen zwarte peper
- ¼ theelepel droge mosterd
- 2 5-ounce pakjes rucola
- 1 grote venkelknol, dun geschaafd
- 2 eetlepels geknipte venkelbladeren
- 4 abrikozen, ontpit en in dunne partjes gesneden

1. Spoel de binnenkant van de holten van wildkippen uit Cornwall. Bind de benen samen met keukentouw van

100% katoen. Vleugels onder lichamen stoppen; opzij zetten.

2. Combineer pistachenoten, peterselie, tijm, knoflook, sinaasappelschil en sinaasappelsap in een keukenmachine of blender. Verwerk tot er grove pasta ontstaat. Terwijl de processor draait, voeg je ¼ kopje olijfolie toe in een langzame, gestage stroom.

3. Maak met de vingers de huid aan de borstzijde van een hen los om een zak te maken. Verdeel een vierde van het pistachemengsel gelijkmatig onder de huid. Herhaal met de resterende kippen en het pistachemengsel. Verspreid gesneden uien over de bodem van de braadpan; leg de kippen met de borst naar boven op de uien. Dek af en zet 2 tot 12 uur in de koelkast.

4. Verwarm de oven voor op 425°F. Braad kippen gedurende 30 tot 35 minuten of tot een direct afleesbare thermometer die in een binnenkant van de dijspier is gestoken, 175 ° F registreert.

5. Meng intussen voor de dressing sinaasappelsap, citroensap, peper en mosterd in een kleine kom. Goed mengen. Voeg de resterende ½ kopje olijfolie toe in een langzame, gestage stroom, constant kloppend.

6. Combineer rucola, venkel, venkelbladeren en abrikozen in een grote kom voor de salade. Besprenkel lichtjes met dressing; gooi goed. Bewaar extra dressing voor een ander doel.

7. Haal de kippen uit de oven; tent losjes met folie en laat 10 minuten staan. Verdeel de salade gelijkmatig over acht

serveerschalen om te serveren. Kippen in de lengte doormidden snijden; plaats kiphelften op salades. Serveer onmiddellijk.

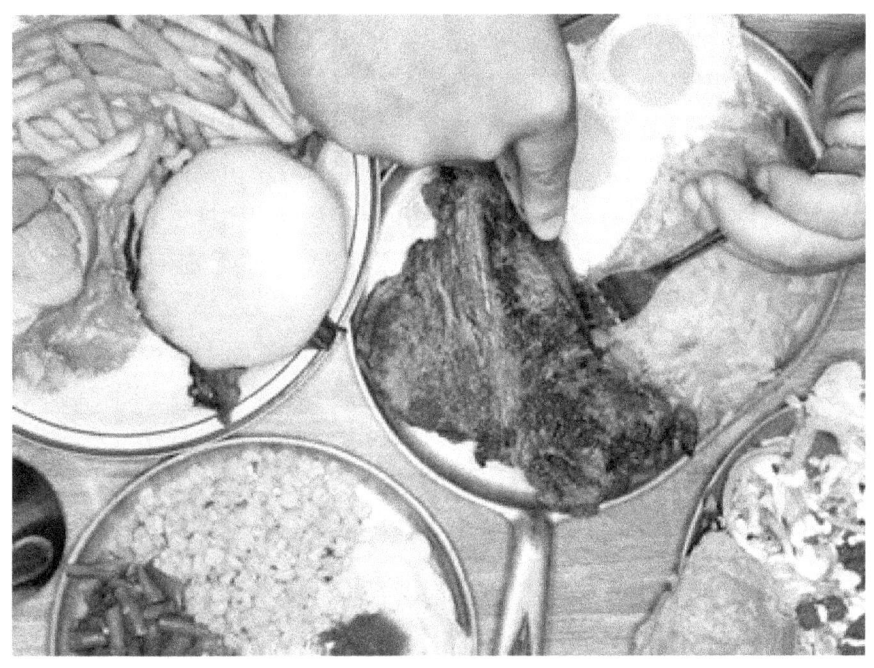

EENDENBORST MET GRANAATAPPEL EN JICAMA SALADE

VOORBEREIDING: 15 minuten koken: 15 minuten maakt: 4 porties

HET SNIJDEN VAN EEN RUITPATROON IN DEVET VAN DE EENDENBORSTEN ZORGT ERVOOR DAT HET VET VRIJKOMT TERWIJL DE MET GARAM MASALA GEKRUIDE BORSTEN KOKEN. DE DRUPPELS WORDEN GECOMBINEERD MET JICAMA, GRANAATAPPELPITJES, SINAASAPPELSAP EN RUNDERBOUILLON EN GEGOOID MET GEPEPERDE GROENTEN OM ZE EEN BEETJE TE VERWELKEN.

4 Barbarijse eendenborsten zonder botten (ongeveer 1½ tot 2 pond totaal)

1 eetlepel garam masala

1 eetlepel ongeraffineerde kokosolie

2 kopjes in blokjes gesneden, geschilde jicama

½ kopje granaatappelpitjes

¼ kopje vers sinaasappelsap

¼ kopje runderbottenbouillon (zie recept) of runderbouillon zonder zout

3 kopjes waterkers, stelen verwijderd

3 kopjes gescheurde frisée en/of dun gesneden witlof

1. Maak met een scherp mes ondiepe sneden in ruitpatronen in het vet van eendenborsten met intervallen van 2,5 cm. Bestrooi beide kanten van de borsthelften met de garam masala. Verhit een extra grote koekenpan op middelhoog vuur. Smelt de kokosolie in de hete koekenpan. Leg de borsthelften met het vel naar beneden in de pan. Laat 8 minuten koken met de velzijde naar beneden en pas op dat ze niet te snel bruin worden (zet het vuur indien nodig lager). Draai eendenborsten om; kook nog 5 tot 6 minuten of totdat een direct afleesbare thermometer die in de

borsthelften is gestoken, 145 ° F registreert voor medium. Verwijder de borsthelften, bewaar het vocht in een koekenpan; dek af met folie om warm te blijven.

2. Voeg voor dressing jicama toe aan het vocht in de koekenpan; kook en roer gedurende 2 minuten op middelhoog vuur. Voeg granaatappelpitjes, sinaasappelsap en Beef Bone Broth toe aan de koekenpan. Breng aan de kook; onmiddellijk van het vuur halen.

3. Meng voor de salade waterkers en frisée in een grote kom. Giet hete dressing over greens; gooien om te coaten.

4. Verdeel de salade over vier borden. Snijd de eendenborsten in dunne plakjes en schik ze op salades.

GEROOSTERDE KALKOEN MET GARLICKY MASHED ROOTS

VOORBEREIDING:1 uur gebraden: 2 uur 45 minuten stand: 15 minuten maakt: 12 tot 14 porties

ZOEK NAAR EEN KALKOEN DIE DAT WEL HEEFTNIET GEÏNJECTEERD MET EEN ZOUTOPLOSSING. ALS HET ETIKET 'VERBETERD' OF 'ZELFBEDRUIPEND' ZEGT, ZIT HET WAARSCHIJNLIJK VOL MET NATRIUM EN ANDERE ADDITIEVEN.

- 1 kalkoen van 12 tot 14 pond
- 2 eetlepels mediterrane kruiden (zierecept)
- ¼ kopje olijfolie
- 3 pond middelgrote wortelen, geschild, bijgesneden en in de lengte gehalveerd of in vieren gesneden
- 1 recept Garlicky Mashed Roots (zierecept, onderstaand)

1. Verwarm de oven voor op 425°F. Hals en ingewanden van kalkoen verwijderen; reserveer indien gewenst voor een ander gebruik. Maak de huid voorzichtig los van de rand van de borst. Ga met je vingers onder de huid om een zak bovenop de borst en bovenop de drumsticks te creëren. Lepel 1 eetlepel Mediterrane Kruiden onder de huid; gebruik je vingers om het gelijkmatig over de borst en drumsticks te verdelen. Nekhuid naar achteren trekken; zet vast met een spies. Stop de uiteinden van de drumsticks onder de huidband over de staart. Als er geen huidband is, bind de drumsticks dan stevig aan de staart met keukentouw van 100% katoen. Draai vleugelpunten onder de rug.

2. Leg de kalkoen met de borst naar boven op een rooster in een ondiepe extra grote braadpan. Bestrijk de kalkoen

met 2 eetlepels olie. Bestrooi de kalkoen met de resterende mediterrane kruiden. Steek een vleesthermometer in de oven in het midden van een binnenkant van de dijspier; de thermometer mag geen bot raken. Bedek kalkoen losjes met folie.

3. Rooster 30 minuten. Verlaag de oventemperatuur tot 325 ° F. 1½ uur braden. Combineer in een extra grote kom wortels en de resterende 2 eetlepels olie; gooien om te coaten. Spreid wortels uit in een grote omrande bakvorm. Verwijder de folie van de kalkoen en snijd de huid of het touwtje tussen de drumsticks door. Rooster wortelen en kalkoen gedurende 45 minuten tot 1¼ uur meer of tot de thermometer 175 ° F registreert.

4. Haal de kalkoen uit de oven. Omslag; laat 15 tot 20 minuten staan voordat u gaat snijden. Serveer kalkoen met wortels en Garlicky Mashed Roots.

Garlicky Mashed Roots: Snijd en schil 3 tot 3½ pond rutabagas en 1½ tot 2 pond knolselderij; in stukjes van 2 cm gesneden. Kook in een pan van 6 liter rutabagas en knolselderij in voldoende kokend water om ze 25 tot 30 minuten te bedekken of tot ze zacht zijn. Meng ondertussen in een kleine steelpan 3 eetlepels extra vergine olie en 6 tot 8 teentjes gehakte knoflook. Kook op laag vuur gedurende 5 tot 10 minuten of tot de knoflook zeer geurig maar niet bruin is. Voeg voorzichtig ¾ kopje kippenbottenbouillon toe (zie recept) of kippenbouillon zonder zout. Breng aan de kook; van het vuur halen. Giet de groenten af en doe ze terug in de pan. Pureer groenten met een aardappelstamper of klop met een elektrische mixer op laag. Voeg ½ theelepel zwarte peper toe. Pureer of klop het bouillonmengsel geleidelijk tot de groenten zijn gecombineerd en bijna glad. Voeg indien nodig een extra ¼ kopje kippenbotbouillon toe om de gewenste consistentie te krijgen.

GEVULDE KALKOENFILET MET PESTOSAUS EN RUCOLA SALADE

VOORBEREIDING:30 minuten gebraden: 1 uur 30 minuten staan: 20 minuten maakt: 6 porties

DIT IS VOOR DE LIEFHEBBERS VAN WIT VLEESDAAR - EEN KALKOENFILET MET EEN KNAPPERIGE HUID GEVULD MET GEDROOGDE TOMATEN, BASILICUM EN MEDITERRANE KRUIDEN. RESTJES MAKEN EEN GEWELDIGE LUNCH.

1 kopje ongezwaveld gedroogde tomaten (niet in olie verpakt)

1 halve kalkoenfilet van 4 pond zonder vel met vel

3 theelepels mediterrane kruiden (zie recept)

1 kopje losjes verpakte verse basilicumblaadjes

1 eetlepel olijfolie

8 ons baby-rucola

3 grote tomaten, gehalveerd en in plakjes

¼ kopje olijfolie

2 eetlepels rode wijnazijn

Zwarte peper

1½ kopje Basil Pesto (zie recept)

1. Verwarm de oven voor op 375°F. Giet in een kleine kom zoveel kokend water over de gedroogde tomaten dat ze onder staan. Laat 5 minuten staan; uitlekken en fijn hakken.

2. Leg de kalkoenfilet met de huid naar beneden op een groot vel plasticfolie. Leg nog een vel plasticfolie over kalkoen. Sla met de platte kant van een vleeshamer zachtjes op de borst tot een gelijkmatige dikte, ongeveer ¾ inch dik. Gooi plasticfolie weg. Strooi 1½ theelepel mediterrane kruiden over het vlees. Werk af met de tomaten en

basilicumblaadjes. Rol de kalkoenfilet voorzichtig op, waarbij u het vel aan de buitenkant houdt. Gebruik keukentouw van 100% katoen om het vlees op vier tot zes plaatsen vast te binden. Bestrijk met 1 eetlepel olijfolie. Bestrooi het gebraad met de resterende 1½ theelepel mediterrane kruiden.

3. Leg het gebraad op een rooster in een ondiepe pan met de huid naar boven. Rooster, onafgedekt, gedurende 1½ uur of tot een direct afleesbare thermometer in de buurt van het midden 165 ° F registreert en de schil goudbruin en knapperig is. Haal de kalkoen uit de oven. Dek losjes af met folie; laat 20 minuten staan alvorens te snijden.

4. Meng voor rucolasalade in een grote kom rucola, tomaten, ¼ kopje olijfolie, de azijn en peper naar smaak. Verwijder de snaren van het gebraad. Snijd kalkoen in dunne plakjes. Serveer met rucolasalade en basilicumpesto.

GEKRUIDE KALKOENFILET MET KERSEN BBQ SAUS

VOORBEREIDING:15 minuten gebraden: 1 uur 15 minuten staan: 45 minuten maakt: 6 tot 8 porties

DIT IS EEN LEUK RECEPT VOOREEN MENIGTE BEDIENEN OP EEN BARBECUE IN DE ACHTERTUIN ALS JE IETS ANDERS WILT DOEN DAN HAMBURGERS. SERVEER HET MET EEN KNAPPERIGE SALADE, ZOALS KNAPPERIGE BROCCOLISALADE (ZIE<u>RECEPT</u>) OF GESCHAAFDE SPRUITJESSALADE (ZIE<u>RECEPT</u>).

1 hele kalkoenfilet met been van 4 tot 5 pond

3 eetlepels Smoky Seasoning (zie<u>recept</u>)

2 eetlepels vers citroensap

3 eetlepels olijfolie

1 kopje droge witte wijn, zoals Sauvignon Blanc

1 kopje verse of bevroren ongezoete Bing-kersen, ontpit en fijngehakt

⅓ kopje water

1 kopje barbecuesaus (zie<u>recept</u>)

1. Kalkoenfilet 30 minuten op kamertemperatuur laten staan. Verwarm de oven voor op 325°F. Leg de kalkoenfilet met het vel naar boven op een rooster in een braadpan.

2. Meng de Smoky Seasoning, het citroensap en de olijfolie in een kleine kom tot een pasta. Maak de huid los van het vlees; Verspreid voorzichtig de helft van de pasta op het vlees onder de huid. Verdeel de resterende pasta gelijkmatig over de huid. Giet de wijn op de bodem van de braadpan.

3. Rooster gedurende 1¼ tot 1½ uur of tot de schil goudbruin is en een direct afleesbare thermometer in het midden

van het gebraad (zonder bot aan te raken) registreert 170°F, waarbij de braadpan halverwege de kooktijd wordt omgedraaid. Laat 15 tot 30 minuten staan voordat je gaat snijden.

4. Ondertussen, voor Cherry BBQ Sauce, combineer in een middelgrote pan kersen en het water. Breng aan de kook; verminder hitte. Sudderen, onafgedekt, gedurende 5 minuten. Roer de barbecuesaus erdoor; 5 minuten laten sudderen. Serveer warm of op kamertemperatuur bij de kalkoen.

IN WIJN GESTOOFDE KALKOENHAAS

VOORBEREIDING: 30 minuten koken: 35 minuten maakt: 4 porties

DE IN DE PAN GESCHROEIDE KALKOEN KOKENIN EEN COMBINATIE VAN WIJN, GEHAKTE ROMA-TOMATEN, KIPPENBOUILLON, VERSE KRUIDEN EN GEPLETTE RODE PEPER GEEFT HET EEN GEWELDIGE SMAAK. SERVEER DIT STOOFPOTJE IN ONDIEPE KOMMEN EN MET GROTE LEPELS OM BIJ ELKE HAP WAT VAN DE SMAKELIJKE BOUILLON TE KRIJGEN.

2 8- tot 12-ounce kalkoenhaasjes, in stukjes van 1 inch gesneden

2 eetlepels gevogeltekruiden zonder zout

2 eetlepels olijfolie

6 teentjes knoflook, fijngehakt (1 eetlepel)

1 kop gesnipperde ui

½ kopje gehakte selderij

6 Roma-tomaten, ontpit en in stukjes gesneden (ongeveer 3 kopjes)

½ kopje droge witte wijn, zoals Sauvignon Blanc

½ kopje kippenbotbouillon (zie recept) of kippenbouillon zonder zout

½ theelepel fijn geknipte verse rozemarijn

¼ tot ½ theelepel gemalen rode peper

½ kopje verse basilicumblaadjes, gehakt

½ kopje geknipte verse peterselie

1. Gooi de stukken kalkoen in een grote kom met gevogeltekruiden om ze te coaten. Verhit in een extra grote koekenpan met anti-aanbaklaag 1 eetlepel olijfolie op middelhoog vuur. Bak kalkoen in porties in hete olie tot ze aan alle kanten bruin zijn. (Turkije hoeft niet gaar te zijn.) Leg op een bord en houd warm.

2. Voeg de resterende 1 eetlepel olijfolie toe aan de pan. Verhoog het vuur tot middelhoog. Voeg de knoflook toe;

kook en roer gedurende 1 minuut. Voeg ui en selderij toe; kook en roer gedurende 5 minuten. Voeg de kalkoen en eventuele sappen van het bord, tomaten, wijn, kippenbottenbouillon, rozemarijn en geplette rode peper toe. Zet het vuur laag tot medium laag. Dek af en kook gedurende 20 minuten, af en toe roerend. Basilicum en peterselie toevoegen. Ontdek en kook nog 5 minuten of tot de kalkoen niet meer roze is.

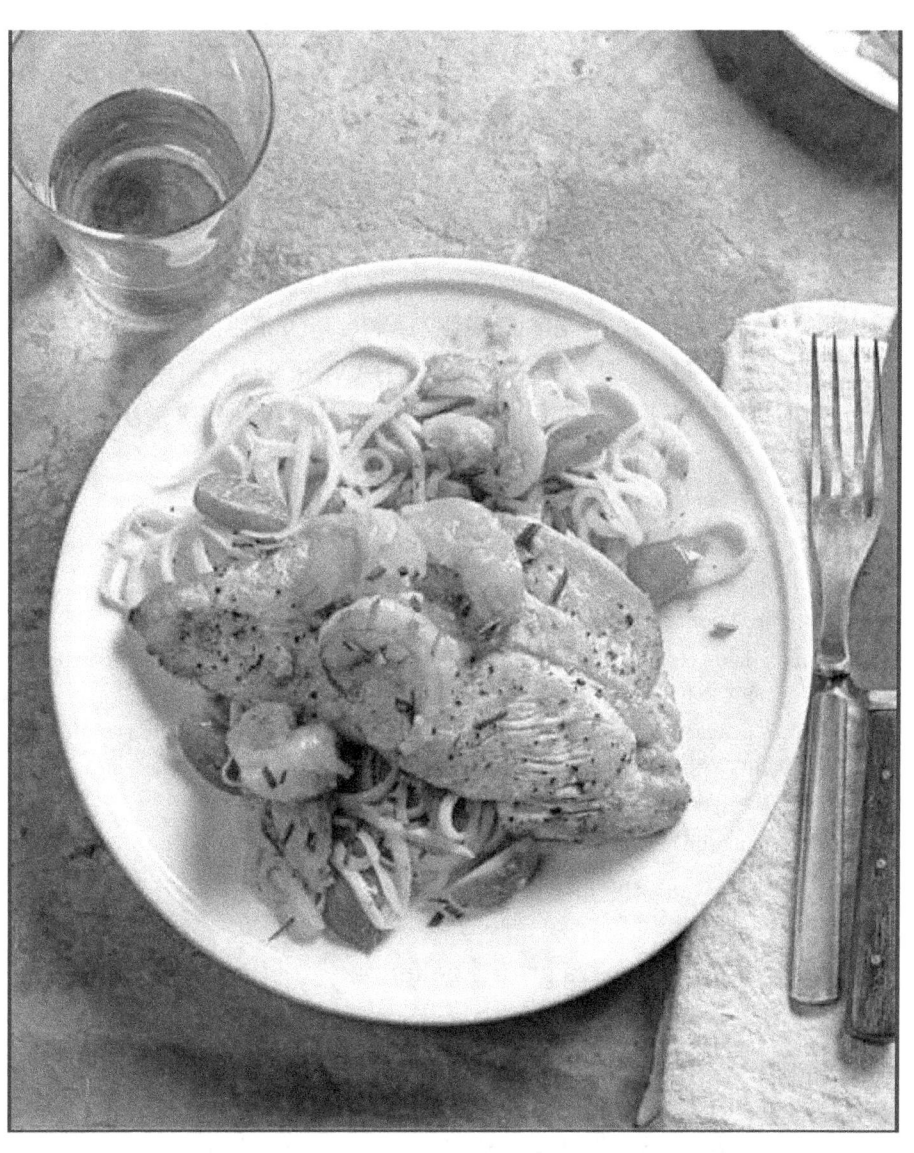

IN DE PAN GEBAKKEN KALKOENFILET MET BIESLOOK-SCAMPISAUS

VOORBEREIDING: 30 minuten koken: 15 minuten maakt: 4 porties FOTO

OM DE KALKOENHAASJES DOORMIDDEN TE SNIJDEN HORIZONTAAL ZO GELIJKMATIG MOGELIJK, DRUK ZE LICHTJES AAN MET DE PALM VAN JE HAND EN OEFEN CONSTANTE DRUK UIT TERWIJL JE DOOR HET VLEES SNIJDT.

- ¼ kopje olijfolie
- 2 8- tot 12-ounce kalkoenborsthaasjes, horizontaal doormidden gesneden
- ¼ theelepel versgemalen zwarte peper
- 3 eetlepels olijfolie
- 4 teentjes knoflook, fijngehakt
- 8 ons gepelde en ontdarmde middelgrote garnalen, staarten verwijderd en in de lengte gehalveerd
- ¼ kopje droge witte wijn, kippenbouillon (zie recept), of kippenbouillon zonder zout
- 2 eetlepels geknipte verse bieslook
- ½ theelepel fijn geraspte citroenschil
- 1 eetlepel vers citroensap
- Pompoennoedels en Tomaten (zie recept, hieronder) (optioneel)

1. Verhit in een extra grote koekenpan 1 eetlepel olijfolie op middelhoog vuur. Voeg kalkoen toe aan de koekenpan; bestrooi met peper. Zet het vuur laag tot medium. Kook gedurende 12 tot 15 minuten of tot het niet meer roze is en de sappen helder zijn (165 ° F), draai halverwege de kooktijd een keer om. Verwijder kalkoensteaks uit de koekenpan. Dek af met folie om warm te blijven.

2. Verhit voor de saus in dezelfde koekenpan de 3 eetlepels olie op middelhoog vuur. Voeg knoflook toe; kook

gedurende 30 seconden. Roer de garnalen erdoor; kook en roer gedurende 1 minuut. Roer de wijn, bieslook en citroenschil erdoor; kook en roer nog 1 minuut of tot de garnalen ondoorzichtig zijn. Haal van het vuur; roer het citroensap erdoor. Om te serveren, lepel saus over kalkoensteaks. Serveer indien gewenst met pompoennoedels en tomaten.

Pompoennoedels en tomaten: Snijd met een mandoline- of julienneschiller 2 gele zomerpompoen in julienne-reepjes. Verhit in een grote koekenpan 1 eetlepel extra vierge olijfolie op middelhoog vuur. Pompoenreepjes toevoegen; kook gedurende 2 minuten. Voeg 1 kopje in vieren gesneden druiventomaten en ¼ theelepel versgemalen zwarte peper toe; kook nog 2 minuten of tot de pompoen knapperig is.

GESTOOFDE KALKOENPOTEN MET WORTELGROENTEN

VOORBEREIDING: 30 minuten koken: 1 uur 45 minuten maakt: 4 porties

DIT IS EEN VAN DIE GERECHTEN DIE JE WILT MAKEN OP EEN FRISSE HERFSTMIDDAG WANNEER JE TIJD HEBT OM EEN WANDELING TE MAKEN TERWIJL HET PRUTTELT IN DE OVEN. ALS DE OEFENING GEEN EETLUST OPWEKT, ZAL DE HEERLIJKE GEUR ALS JE DOOR DE DEUR LOOPT DAT ZEKER DOEN.

3 eetlepels olijfolie

4 kalkoenpoten van 20 tot 24 ounce

½ theelepel versgemalen zwarte peper

6 teentjes knoflook, gepeld en geplet

1½ theelepel venkelzaad, gekneusd

1 theelepel hele piment, gekneusd*

1½ kopje kippenbottenbouillon (zie recept) of kippenbouillon zonder zout

2 takjes verse rozemarijn

2 takjes verse tijm

1 laurierblad

2 grote uien, geschild en elk in 8 partjes gesneden

6 grote wortels, geschild en in plakjes van 1 inch gesneden

2 grote rapen, geschild en in blokjes van 1 inch gesneden

2 middelgrote pastinaken, geschild en in plakjes van 2,5 cm gesneden**

1 knolselderij, geschild en in stukjes van 1 cm gesneden

1. Verwarm de oven voor op 350°F. Verhit de olijfolie in een grote koekenpan op middelhoog vuur tot het glinstert. Voeg 2 van de kalkoenpoten toe. Bak ongeveer 8 minuten of tot de poten goudbruin en knapperig aan alle kanten zijn en gelijkmatig bruin worden. Leg kalkoenpoten op

een bord; herhaal met de resterende 2 kalkoenpoten. Opzij zetten.

2. Voeg peper, knoflook, venkelzaad en pimentzaad toe aan de koekenpan. Kook en roer op middelhoog vuur gedurende 1 tot 2 minuten of tot geurig. Roer de kippenbotbouillon, rozemarijn, tijm en laurier erdoor. Breng al roerend aan de kook om de gebruinde stukjes van de bodem van de koekenpan te schrapen. Haal de koekenpan van het vuur en zet opzij.

3. Combineer uien, wortels, rapen, pastinaak en knolselderij in een extra grote Nederlandse oven met een goed sluitend deksel. Voeg vloeistof uit de koekenpan toe; gooien om te coaten. Druk de kalkoenpoten in het groentemengsel. Afdekken met deksel.

4. Bak ongeveer 1 uur en 45 minuten of tot de groenten zacht zijn en de kalkoen gaar is. Serveer kalkoenpoten en groenten in grote ondiepe kommen. Sprenkel de sappen uit de pan erover.

*Tip: Om piment- en venkelzaadjes te kneuzen, leg je de zaadjes op een snijplank. Druk met een platte kant van een koksmes naar beneden om de zaden lichtjes te pletten.

**Tip: Snijd grote stukken van de bovenkant van de pastinaak in blokjes.

GEKRUID KALKOENGEHAKTBROOD MET GEKARAMELISEERDE UIENKETCHUP EN GEROOSTERDE KOOLPARTJES

VOORBEREIDING: 15 minuten koken: 30 minuten bakken: 1 uur 10 minuten laten staan: 5 minuten maakt: 4 porties

KLASSIEK GEHAKTBROOD MET KETCHUP IS DAT ZEKER OP HET PALEOMENU WANNEER DE KETCHUP (ZIE RECEPT) IS VRIJ VAN ZOUT EN TOEGEVOEGDE SUIKERS. HIER WORDT DE KETCHUP GEROERD SAMEN MET GEKARAMELISEERDE UIEN, DIE VOOR HET BAKKEN BOVENOP HET GEHAKTBROOD WORDEN GESTAPELD.

- 1½ pond gemalen kalkoen
- 2 eieren, licht losgeklopt
- ½ kopje amandelmeel
- ⅓ kopje geknipte verse peterselie
- ¼ kopje dun gesneden lente-uitjes (2)
- 1 eetlepel geknipte verse salie of 1 theelepel gedroogde salie, geplet
- 1 eetlepel fijngeknipte verse tijm of 1 theelepel gedroogde tijm, geplet
- ¼ theelepel zwarte peper
- 2 eetlepels olijfolie
- 2 zoete uien, gehalveerd en in dunne plakjes gesneden
- 1 kop Paleoketchup (zie recept)
- 1 kleine sluitkool, gehalveerd, klokhuis verwijderd en in 8 partjes gesneden
- ½ tot 1 theelepel geplette rode peper

1. Verwarm de oven voor op 350°F. Bekleed een grote braadpan met bakpapier; opzij zetten. Meng in een grote kom gemalen kalkoen, eieren, amandelmeel, peterselie, lente-uitjes, salie, tijm en zwarte peper. Vorm in de

voorbereide braadpan het kalkoenmengsel tot een brood van 8 x 4 inch. Bak gedurende 30 minuten.

2. Verhit ondertussen voor de gekarameliseerde uienketchup in een grote koekenpan 1 eetlepel olijfolie op middelhoog vuur. Voeg uien toe; kook ongeveer 5 minuten of tot de uien net bruin beginnen te worden, onder regelmatig roeren. Zet het vuur laag tot medium-laag; kook ongeveer 25 minuten of tot ze goudbruin en heel zacht zijn, af en toe roeren. Haal van het vuur; roer Paleo Ketchup erdoor.

3. Lepel wat van de gekarameliseerde uienketchup over het kalkoenbrood. Schik de koolpartjes rond het brood. Besprenkel de kool met de resterende 1 eetlepel olijfolie; bestrooi met gemalen rode peper. Bak ongeveer 40 minuten of tot een direct afleesbare thermometer in het midden van het brood 165 ° F registreert, bedek met extra gekarameliseerde uienketchup en draai de koolpartjes na 20 minuten. Laat het kalkoenbrood 5 tot 10 minuten staan voordat u het aansnijdt.

4. Serveer het kalkoenbrood met koolpartjes en eventueel overgebleven gekarameliseerde uienketchup.

TURKIJE POSOLE

VOORBEREIDING:20 minuten braden: 8 minuten koken: 16 minuten maakt: 4 porties

DE TOPPINGS OP DEZE VERWARMENDE SOEP IN MEXICAANSE STIJLZIJN MEER DAN GARNITUREN. DE KORIANDER VOEGT EEN KENMERKENDE SMAAK TOE, AVOCADO ZORGT VOOR ROMIGHEID EN GEROOSTERDE PEPITAS ZORGEN VOOR EEN HEERLIJKE CRUNCH.

8 verse tomaten

1¼ tot 1½ pond gemalen kalkoen

1 rode paprika, ontpit en in dunne hapklare reepjes gesneden

½ kopje gesnipperde ui (1 medium)

6 teentjes knoflook, fijngehakt (1 eetlepel)

1 eetlepel Mexicaanse Kruiden (zie recept)

2 kopjes kippenbottenbouillon (zie recept) of kippenbouillon zonder zout

1 blik van 14,5 ounce zonder zout in vuur geroosterde tomaten, ongedraineerd

1 jalapeño of serrano chilipeper, zonder zaadjes en fijngehakt (zie tip)

1 middelgrote avocado, gehalveerd, geschild, ontpit en in dunne plakjes gesneden

¼ kopje ongezouten pepitas, geroosterd (zie tip)

¼ kopje geknipte verse koriander

Limoen partjes

1. Verwarm de grill voor. Verwijder de schil van de tomatillos en gooi ze weg. Was de tomaten en snijd ze in tweeën. Leg de tomatillo-helften op het onverwarmde rooster van een vleeskuikenpan. Rooster 4 tot 5 inch van het vuur gedurende 8 tot 10 minuten of tot ze licht verkoold zijn, draai ze halverwege het roosteren een keer om. Laat iets afkoelen op de pan op een rooster.

2. Kook ondertussen in een grote koekenpan kalkoen, paprika en ui op middelhoog vuur gedurende 5 tot 10 minuten of

tot de kalkoen bruin is en de groenten zacht zijn, roer met een houten lepel om het vlees tijdens het koken uit elkaar te halen. Giet indien nodig het vet af. Voeg knoflook en Mexicaanse kruiden toe. Kook en roer nog 1 minuut.

3. Combineer in een blender ongeveer tweederde van de verkoolde tomatillos en 1 kopje van de kippenbottenbouillon. Dek af en mix tot een gladde massa. Voeg toe aan het kalkoenmengsel in de koekenpan. Roer de resterende 1 kop Chicken Bone Broth, ongedraineerde tomaten en chilipeper erdoor. Hak de overige tomaten grof; voeg toe aan het kalkoenmengsel. Breng aan de kook; verminder hitte. Dek af en laat 10 minuten sudderen.

4. Schep de soep om te serveren in ondiepe serveerschalen. Top met avocado, pepitas en koriander. Geef limoenpartjes door om over de soep te persen.

BOUILLON VAN KIPPENBOTTEN

VOORBEREIDING:15 minuten braden: 30 minuten koken: 4 uur koelen: 's nachts maakt: ongeveer 10 kopjes

VOOR DE MEEST VERSE, BESTE SMAAK - EN HET HOOGSTVOEDINGSWAARDE - GEBRUIK ZELFGEMAAKTE KIPPENBOUILLON IN UW RECEPTEN. (HET BEVAT OOK GEEN ZOUT, CONSERVERINGSMIDDELEN OF ADDITIEVEN.) HET ROOSTEREN VAN DE BOTTEN VOOR HET SUDDEREN VERBETERT DE SMAAK. TERWIJL ZE LANGZAAM IN VLOEISTOF KOKEN, DOORDRINGEN DE BOTTEN DE BOUILLON MET MINERALEN ZOALS CALCIUM, FOSFOR, MAGNESIUM EN KALIUM. DE ONDERSTAANDE SLOWCOOKER-VARIANT MAAKT HET BIJZONDER GEMAKKELIJK OM TE DOEN. VRIES HET IN 2- EN 4-KOPS BAKJES IN EN ONTDOOI ALLEEN WAT JE NODIG HEBT.

- 2 pond kippenvleugels en -ruggen
- 4 wortelen, in stukjes
- 2 grote preien, alleen de witte en lichtgroene delen, in dunne plakjes gesneden
- 2 stengels bleekselderij met blad, grof gehakt
- 1 pastinaak, grof gehakt
- 6 grote takjes Italiaanse (platbladige) peterselie
- 6 takjes verse tijm
- 4 teentjes knoflook, gehalveerd
- 2 theelepels hele zwarte peperkorrels
- 2 hele teentjes
- Koud water

1. Verwarm de oven voor op 425°F. Schik kippenvleugels en -ruggen op een grote bakplaat; rooster 30 tot 35 minuten of tot ze goed bruin zijn.

2. Doe de gebruinde stukjes kip en alle gebruinde stukjes die zich op de bakplaat hebben opgehoopt, in een grote soeppan. Voeg wortelen, prei, selderij, pastinaak, peterselie, tijm, knoflook, peperkorrels en kruidnagel toe. Voeg voldoende koud water (ongeveer 12 kopjes) toe aan een grote soeppan om kip en groenten te bedekken. Breng aan de kook op middelhoog vuur; pas de hitte aan om de bouillon op een zeer laag pitje te houden, met bubbels die net het oppervlak breken. Dek af en laat 4 uur sudderen.

3. Zeef de hete bouillon door een groot vergiet bekleed met twee lagen vochtige kaasdoek van 100% katoen. Gooi vaste stoffen weg. Bouillon afdekken en een nacht laten afkoelen. Verwijder voor gebruik de vetlaag van de bouillon en gooi deze weg.

Tip: Om de bouillon te verduidelijken (optioneel), combineer in een kleine kom 1 eiwit, 1 geplette eierschaal en ¼ kopje koud water. Roer het mengsel door de gezeefde bouillon in de pot. Keer terug naar het koken. Haal van het vuur; laat 5 minuten staan. Zeef de hete bouillon door een vergiet bekleed met een verse dubbele laag kaasdoek van 100% katoen. Koel en schuim vet af voor gebruik.

Aanwijzingen voor de slowcooker: bereid zoals aangegeven, behalve in stap 2, plaats de ingrediënten in een slowcooker van 5 tot 6 liter. Dek af en kook op laag vuur gedurende 12 tot 14 uur. Ga verder zoals aangegeven in stap 3. Maakt ongeveer 10 kopjes.

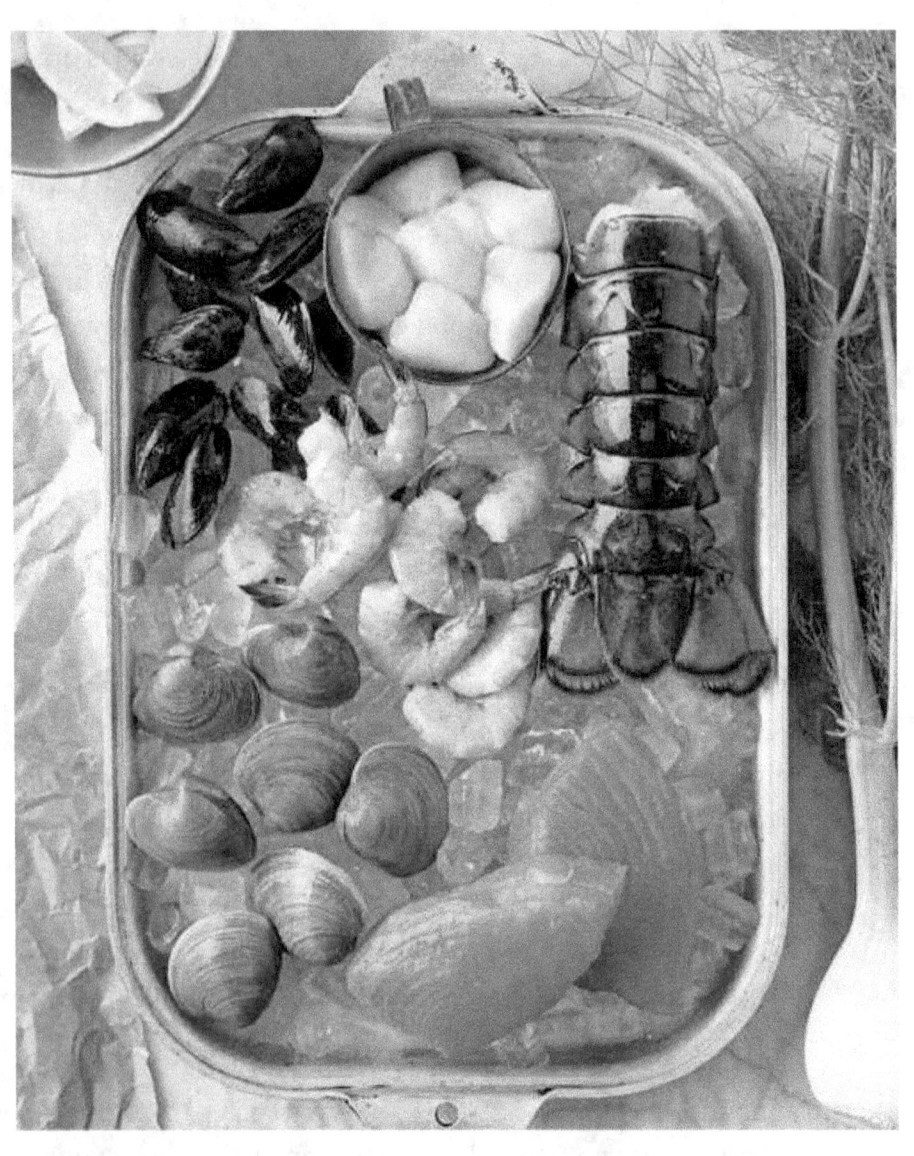

GROENE HARISSA ZALM

VOORBEREIDING: 25 minuten bakken: 10 minuten grillen: 8 minuten maakt: 4 portiesFOTO

ER WORDT EEN STANDAARD DUNSCHILLER GEBRUIKT OM VERSE RAUWE ASPERGES IN DUNNE LINTEN TE SCHAVEN VOOR DE SALADE. GEGOOID MET HELDERE CITRUSVINAIGRETTE (ZIERECEPT) EN GEGARNEERD MET ROKERIGE GEROOSTERDE ZONNEBLOEMPITTEN, HET IS EEN VERFRISSENDE AANVULLING OP DE ZALM EN PITTIGE GROENE KRUIDENSAUS.

ZALM
4 6- tot 8-ounce verse of bevroren zalmfilets zonder vel, ongeveer 2,5 cm dik
Olijfolie

HARISSA
1½ theelepel komijnzaad
1½ theelepel korianderzaad
1 kopje stevig verpakte verse peterselieblaadjes
1 kop grof gehakte verse koriander (bladeren en stelen)
2 jalapeños, zonder zaadjes en grof gehakt (zietip)
1 bosui, in stukjes gesneden
2 teentjes knoflook
1 theelepel fijn geraspte citroenschil
2 eetlepels vers citroensap
⅓ kopje olijfolie

GEKRUIDE ZONNEBLOEMPITTEN
⅓ kopje rauwe zonnebloempitten
1 theelepel olijfolie
1 theelepel Smoky Seasoning (zierecept)

SALADE
12 grote aspergesperen, bijgesneden (ongeveer 1 pond)

⅓ kopje Bright Citrus Vinaigrette (zie recept)

1. Ontdooi vis, indien bevroren; dep droog met keukenpapier. Bestrijk beide kanten van de vis lichtjes met olijfolie. Opzij zetten.

2. Rooster voor harissa komijnzaad en korianderzaad in een kleine koekenpan op middelhoog vuur gedurende 3 tot 4 minuten of tot ze licht geroosterd en geurig zijn. Combineer geroosterd komijn- en korianderzaad, de peterselie, koriander, jalapeños, lente-ui, knoflook, citroenschil, citroensap en olijfolie in een keukenmachine. Verwerk tot een gladde massa. Opzij zetten.

3. Verwarm voor gekruide zonnebloempitten de oven voor op 300°F. Bekleed een bakplaat met bakpapier; opzij zetten. Combineer zonnebloempitten en 1 theelepel olijfolie in een kleine kom. Strooi de Smoky Seasoning over de zaden; roer om te coaten. Verdeel de zonnebloempitten gelijkmatig over het bakpapier. Bak ongeveer 10 minuten of tot ze licht geroosterd zijn.

4. Plaats voor een houtskool- of gasgrill de zalm op een ingevet grillrek direct op middelhoog vuur. Dek af en gril gedurende 8 tot 12 minuten of tot de vis begint te schilferen als hij wordt getest met een vork, en draai hem halverwege het grillen een keer om.

5. Snijd ondertussen voor de salade met een dunschiller de asperges in lange dunne linten. Breng over naar een schaal of middelgrote kom. (De uiteinden breken af naarmate de speren dunner worden; voeg ze toe aan een schaal of kom.) Besprenkel de Bright Citrus Vinaigrette

over geschoren speren. Bestrooi met gekruide zonnebloempitten.

6. Leg voor het serveren een filet op elk van de vier borden; Lepel wat van de groene harissa op elke filet. Serveer met geschaafde aspergesalade.

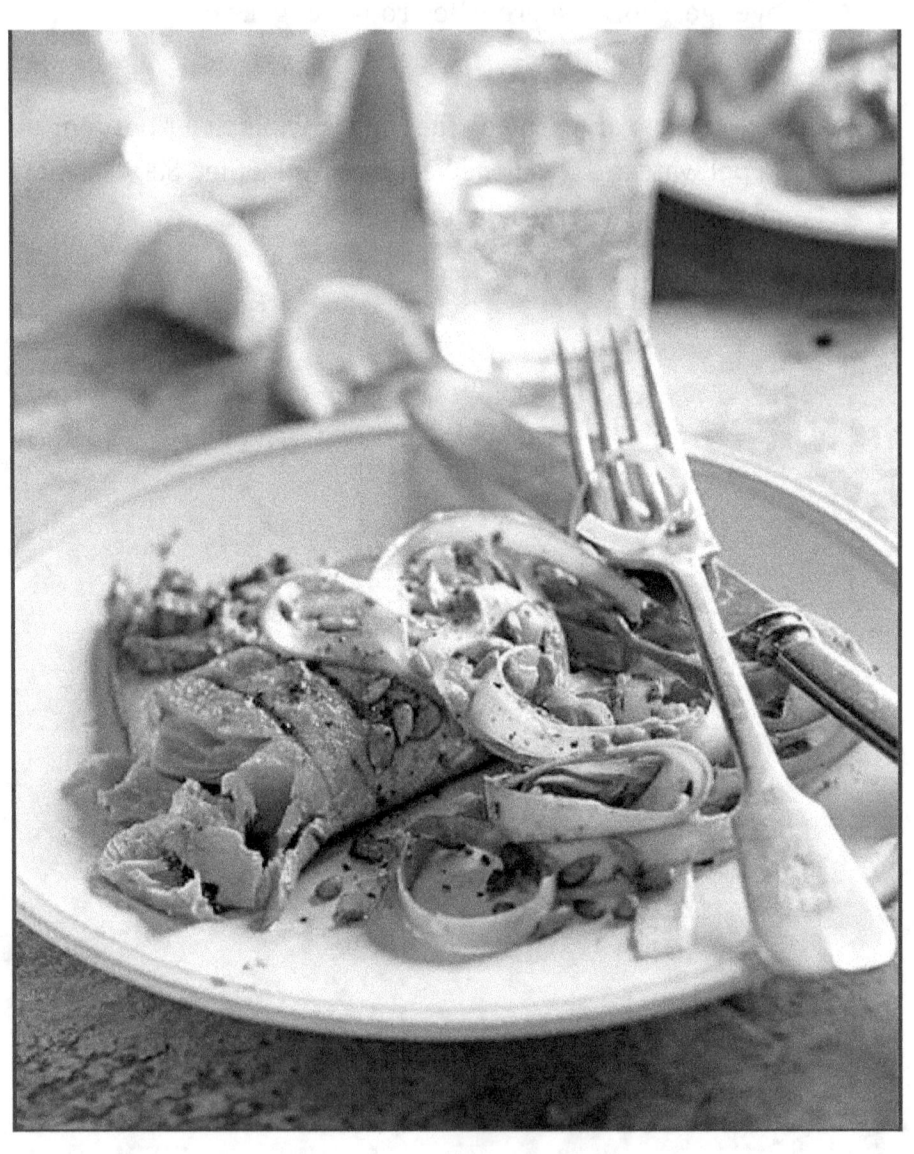

GEGRILDE ZALM MET GEMARINEERDE ARTISJOKHART SALADE

VOORBEREIDING: 20 minuten grillen: 12 minuten maakt: 4 porties

VAAK DE BESTE HULPMIDDELEN OM EEN SALADE TE GOOIEN ZIJN JOUW HANDEN. DE MALSE SLA EN GEGRILDE ARTISJOKKEN GELIJKMATIG IN DEZE SALADE VERWERKEN, KAN HET BESTE MET SCHONE HANDEN WORDEN GEDAAN.

4 6-ounce verse of bevroren zalmfilets
1 9-ounce pakket bevroren artisjokharten, ontdooid en uitgelekt
5 eetlepels olijfolie
2 eetlepels fijngehakte sjalotjes
1 eetlepel fijn geraspte citroenschil
¼ kopje vers citroensap
3 eetlepels geknipte verse oregano
½ theelepel versgemalen zwarte peper
1 eetlepel Mediterrane Kruiden (zie recept)
1 5-ounce pakket gemengde babysla

1. Ontdooi vis, indien bevroren. Vis spoelen; dep droog met keukenpapier. Vis opzij zetten.

2. Meng in een middelgrote kom artisjokharten met 2 eetlepels olijfolie; opzij zetten. Meng in een grote kom 2 eetlepels olijfolie, de sjalotten, citroenschil, citroensap en oregano; opzij zetten.

3. Plaats voor een houtskool- of gasbarbecue de artisjokharten in een grillmand en gril direct op middelhoog vuur. Dek af en grill gedurende 6 tot 8 minuten of tot ze mooi verkoold en verwarmd zijn, onder regelmatig roeren. Verwijder artisjokken van de grill. Laat 5 minuten afkoelen en voeg

dan de artisjokken toe aan het sjalottenmengsel. Breng op smaak met peper; gooien om te coaten. Opzij zetten.

4. Bestrijk de zalm met de resterende 1 eetlepel olijfolie; bestrooi met de mediterrane kruiden. Leg de zalm op het grillrooster, met de gekruide kanten naar beneden, direct op middelhoog vuur. Dek af en gril gedurende 6 tot 8 minuten of tot de vis begint te schilferen als hij wordt getest met een vork, en draai hem halverwege voorzichtig een keer om.

5. Voeg sla toe aan de kom met gemarineerde artisjokken; gooi voorzichtig om te coaten. Serveer de salade met gegrilde zalm.

FLASH-GEROOSTERDE CHILI-SALIE ZALM MET GROENE TOMATENSALSA

VOORBEREIDING: 35 minuten chillen: 2 tot 4 uur braden: 10 minuten maakt: 4 porties

"FLASH-ROASTING" VERWIJST NAAR DE TECHNIEK VAN EEN DROGE KOEKENPAN OP HOGE TEMPERATUUR IN DE OVEN VERHITTEN, WAT OLIE EN DE VIS, KIP OF VLEES TOEVOEGEN (HET SIST!), EN DAN HET GERECHT AFMAKEN IN DE OVEN. SNEL ROOSTEREN VERKORT DE KOOKTIJD EN ZORGT VOOR EEN HEERLIJK KNAPPERIGE KORST AAN DE BUITENKANT EN EEN SAPPIGE, SMAAKVOLLE BINNENKANT.

ZALM
- 4 5- tot 6-ounce verse of bevroren zalmfilets
- 3 eetlepels olijfolie
- ¼ kopje fijngehakte ui
- 2 teentjes knoflook, gepeld en in plakjes
- 1 eetlepel gemalen koriander
- 1 theelepel gemalen komijn
- 2 theelepels zoete paprika
- 1 theelepel gedroogde oregano, geplet
- ¼ theelepel cayennepeper
- ⅓ kopje vers limoensap
- 1 eetlepel geknipte verse salie

GROENE TOMATENSALSA
- 1½ kopjes in blokjes gesneden stevige groene tomaten
- ⅓ kopje fijngehakte rode ui
- 2 eetlepels geknipte verse koriander
- 1 jalapeño, zonder zaadjes en gehakt (zie tip)
- 1 teentje knoflook, fijngehakt
- ½ theelepel gemalen komijn

¼ theelepel chilipoeder

2 tot 3 eetlepels vers limoensap

1. Ontdooi vis, indien bevroren. Vis spoelen; dep droog met keukenpapier. Vis opzij zetten.

2. Combineer voor chili-saliepasta in een kleine steelpan 1 eetlepel olijfolie, ui en knoflook. Kook op laag vuur gedurende 1 tot 2 minuten of tot geurig. Roer koriander en komijn erdoor; kook en roer gedurende 1 minuut. Roer paprika, oregano en cayennepeper erdoor; kook en roer gedurende 1 minuut. Voeg limoensap en salie toe; kook en roer ongeveer 3 minuten of totdat er een gladde pasta ontstaat; koel.

3. Smeer met je vingers beide kanten van de filets in met chili-saliepasta. Plaats vis in een glas of niet-reactieve schaal; goed afdekken met plasticfolie. Zet 2 tot 4 uur in de koelkast.

4. Ondertussen, voor salsa, combineer in een middelgrote kom tomaten, ui, koriander, jalapeño, knoflook, komijn en chilipoeder. Gooi goed om te mengen. Besprenkel met limoensap; gooien om te coaten.

4. Schraap met een rubberen spatel zoveel mogelijk pasta van de zalm. Gooi pasta weg.

5. Plaats een extra grote gietijzeren koekenpan in de oven. Zet de oven op 500°F. Oven voorverwarmen met koekenpan erin.

6. Haal de hete koekenpan uit de oven. Giet 1 eetlepel olijfolie in de pan. Kantel de pan om de bodem van de koekenpan met olie te bedekken. Leg de filets in de pan, met het vel

naar beneden. Bestrijk de bovenkant van de filets met de resterende 1 eetlepel olijfolie.

7. Rooster de zalm ongeveer 10 minuten of tot de vis begint te schilferen als je hem met een vork test. Serveer vis met salsa.

GEROOSTERDE ZALM EN ASPERGES EN PAPILLOTE MET CITROEN-HAZELNOOT PESTO

VOORBEREIDING: 20 minuten braden: 17 minuten maakt: 4 porties

KOKEN "EN PAPILLOTE" BETEKENT SIMPELWEG KOKEN IN PAPIER. HET IS OM VELE REDENEN EEN MOOIE MANIER VAN KOKEN. DE VIS EN GROENTEN STOMEN IN HET PERKAMENTEN PAKKET, VERZEGELEN DE SAPPEN, SMAAK EN VOEDINGSSTOFFEN - EN ER ZIJN GEEN POTTEN EN PANNEN OM DAARNA AF TE WASSEN.

- 4 6-ounce verse of bevroren zalmfilets
- 1 kopje licht verpakte verse basilicumblaadjes
- 1 kopje licht verpakte verse peterselieblaadjes
- ½ kopje hazelnoten, geroosterd*
- 5 eetlepels olijfolie
- 1 theelepel fijn geraspte citroenschil
- 2 eetlepels vers citroensap
- 1 teentje knoflook, gehakt
- 1 pond dunne asperges, bijgesneden
- 4 eetlepels droge witte wijn

1. Ontdooi zalm, indien bevroren. Vis spoelen; dep droog met keukenpapier. Verwarm de oven voor op 400°F.

2. Meng voor pesto basilicum, peterselie, hazelnoten, olijfolie, citroenschil, citroensap en knoflook in een blender of keukenmachine. Dek af en mix of verwerk tot een gladde massa; opzij zetten.

3. Snijd vier 12-inch vierkanten perkamentpapier. Leg voor elk pakketje een zalmfilet in het midden van een perkamenten vierkantje. Top met een vierde van de asperges en 2 tot 3 eetlepels pesto; besprenkel met 1 eetlepel wijn. Breng twee tegenovergestelde zijden van het perkamentpapier naar boven en vouw het meerdere keren samen over de vis. Vouw de uiteinden van het perkamentpapier dicht. Herhaal dit om nog drie pakketjes te maken.

4. Rooster 17 tot 19 minuten of tot de vis begint te schilferen als je hem met een vork test (open de verpakking voorzichtig om de gaarheid te controleren).

*Tip: om hazelnoten te roosteren, verwarm de oven voor op 350°F. Verdeel de noten in een enkele laag in een ondiepe bakvorm. Bak gedurende 8 tot 10 minuten of tot licht geroosterd, roer één keer om gelijkmatig te roosteren. Koel de noten iets af. Leg warme noten op een schone theedoek; wrijf met de handdoek om de losse velletjes te verwijderen.

MET KRUIDEN GEWREVEN ZALM MET CHAMPIGNON-APPELPANSAUS

BEGIN TOT EINDE: 40 minuten maakt: 4 porties

DEZE HELE ZALMFILETGEGARNEERD MET EEN MENGSEL VAN GEBAKKEN CHAMPIGNONS, SJALOT, APPELSCHIJFJES MET RODE SCHIL - EN GESERVEERD OP EEN BEDJE VAN FELGROENE SPINAZIE - IS EEN INDRUKWEKKEND GERECHT OM AAN GASTEN TE SERVEREN.

1 1½ pond verse of bevroren hele zalmfilet, met vel
1 theelepel venkelzaad, fijngemalen*
½ theelepel gedroogde salie, geplet
½ theelepel gemalen koriander
¼ theelepel droge mosterd
¼ theelepel zwarte peper
2 eetlepels olijfolie
1½ kopje verse cremini-champignons, in vieren gesneden
1 middelgrote sjalot, zeer dun gesneden
1 kleine kookappel, in vieren gesneden, klokhuis verwijderd en in dunne plakjes gesneden
¼ kopje droge witte wijn
4 kopjes verse spinazie
Kleine takjes verse salie (optioneel)

1. Ontdooi zalm, indien bevroren. Verwarm de oven voor op 425 ° F. Bekleed een grote bakplaat met bakpapier; opzij zetten. Vis spoelen; dep droog met keukenpapier. Leg de zalm met de huid naar beneden op de voorbereide bakplaat. Meng venkelzaad, ½ theelepel gedroogde salie, koriander, mosterd en peper in een kleine kom. Strooi gelijkmatig over zalm; wrijf in met je vingers.

2. Meet de dikte van de vis. Geroosterde zalm gedurende 4 tot 6 minuten per ½-inch dikte of tot de vis begint te schilferen wanneer hij met een vork wordt getest.

3. Verhit ondertussen, voor pannensaus, in een grote koekenpan olijfolie op middelhoog vuur. Voeg champignons en sjalot toe; kook gedurende 6 tot 8 minuten of tot de champignons zacht zijn en bruin beginnen te worden, af en toe roeren. Appel toevoegen; dek af en kook en roer nog 4 minuten. Voeg voorzichtig wijn toe. Kook, onafgedekt, gedurende 2 tot 3 minuten of tot de appelschijfjes zacht zijn. Breng het champignonmengsel met een schuimspaan over in een middelgrote kom; deksel om warm te blijven.

4. Kook spinazie in dezelfde koekenpan gedurende 1 minuut of tot spinazie net geslonken is, onder voortdurend roeren. Verdeel spinazie over vier serveerschalen. Snijd de zalmfilet in vier gelijke porties, snij tot aan, maar niet door, de huid. Gebruik een grote spatel om zalmgedeelten van de huid te tillen; leg op elk bord een portie zalm op spinazie. Schep het champignonmengsel gelijkmatig over de zalm. Garneer eventueel met verse salie.

*Tip: Gebruik een vijzel of kruidenmolen om de venkelzaadjes fijn te malen.

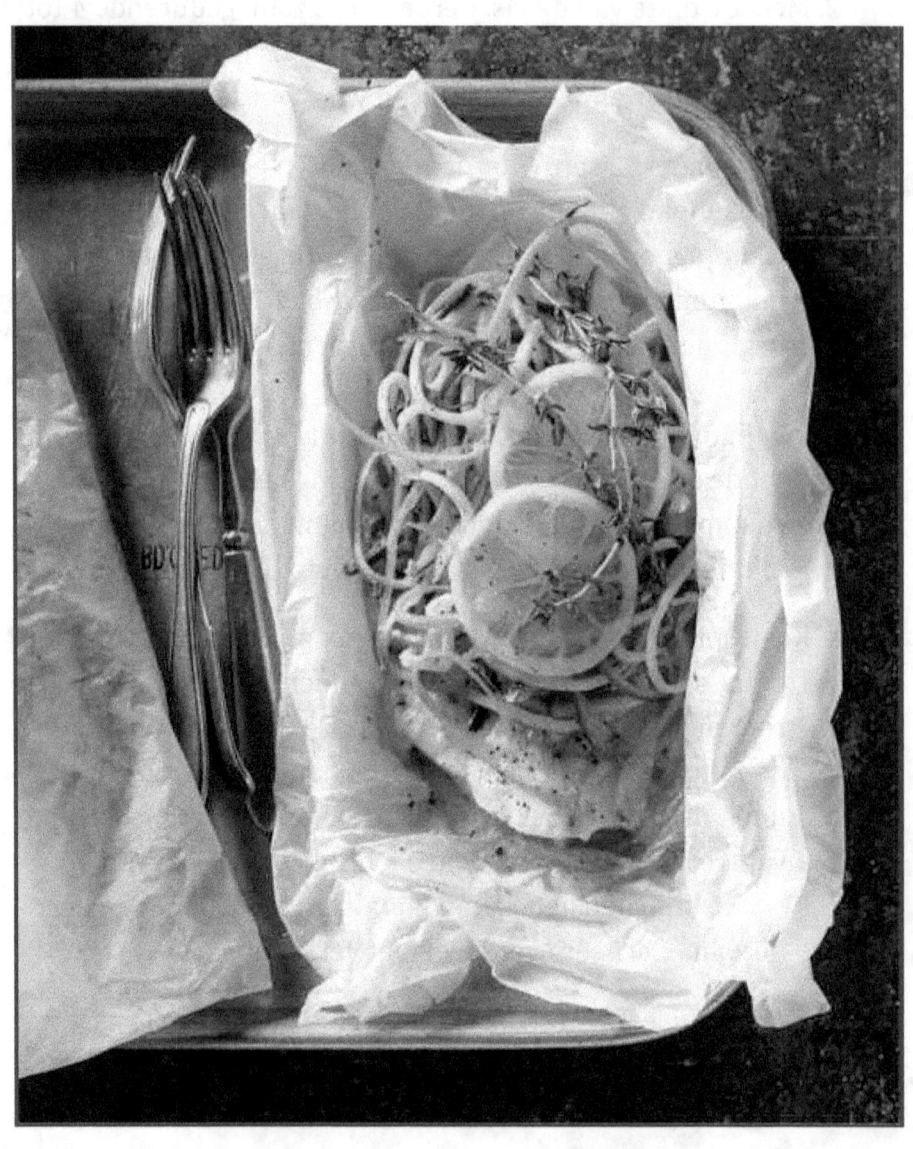

SOLE EN PAPILLOTE MET JULIENNE GROENTEN

VOORBEREIDING:30 minuten bakken: 12 minuten maakt: 4 portiesFOTO

U KUNT GROENTEN ZEKER JULIENNE MAKENMET EEN GOED SCHERP KOKSMES, MAAR HET IS ERG TIJDROVEND. EEN JULIENNESCHILLER (ZIE"APPARATUUR") MAAKT SNEL LANGE, DUNNE, CONSISTENT GEVORMDE REEPJES GROENTEN.

4 6-ounce verse of bevroren tong, bot of andere stevige witte visfilets

1 courgette, julienne gesneden

1 grote wortel, julienne gesneden

½ rode ui, julienne gesneden

2 roma tomaten, ontpit en fijngehakt

2 teentjes knoflook, fijngehakt

1 eetlepel olijfolie

½ theelepel zwarte peper

1 citroen, in 8 dunne plakjes gesneden, zaadjes verwijderd

8 takjes verse tijm

4 theelepels olijfolie

¼ kopje droge witte wijn

1. Ontdooi vis, indien bevroren. Verwarm de oven voor op 375 ° F. Combineer courgette, wortel, ui, tomaten en knoflook in een grote kom. Voeg 1 eetlepel olijfolie en ¼ theelepel peper toe; gooi goed om te combineren. Zet groenten opzij.

2. Snijd vier 14-inch vierkanten perkamentpapier. Vis spoelen; dep droog met keukenpapier. Leg een filet in het midden van elk vierkant. Bestrooi met de resterende ¼ theelepel peper. Verdeel de groenten, schijfjes citroen en takjes tijm

gelijkmatig over de filets. Besprenkel elke stapel met 1 theelepel olijfolie en 1 eetlepel witte wijn.

3. Werk met één pakket tegelijk, breng twee tegenovergestelde zijden van het perkamentpapier naar boven en vouw het meerdere keren samen over de vis. Vouw de uiteinden van het perkamentpapier dicht.

4. Leg de pakketjes op een grote bakplaat. Bak ongeveer 12 minuten of tot de vis begint te schilferen als je hem met een vork test (open de verpakking voorzichtig om de gaarheid te controleren).

5. Plaats elk pakket op een bord om te serveren; pakjes voorzichtig openen.

RUCOLA PESTO VISTACO'S MET SMOKY LIME CREAM

VOORBEREIDING: 30 minuten grill: 4 tot 6 minuten per ½-inch dikte maakt: 6 porties

DE TONG KUN JE VERVANGEN DOOR KABELJAUW- ALLEEN GEEN TILAPIA. TILAPIA IS HELAAS EEN VAN DE SLECHTSTE KEUZES VOOR VISSEN. HET WORDT BIJNA OVERAL OP DE BOERDERIJ GEKWEEKT EN VAAK ONDER ERBARMELIJKE OMSTANDIGHEDEN - DUS HOEWEL TILAPIA BIJNA ALOMTEGENWOORDIG IS, MOET HET WORDEN VERMEDEN.

4 4- tot 5-ounce verse of bevroren tongfilets, ongeveer ½ inch dik

1 recept Rucola Pesto (zie recept)

½ kopje Cashew Cream (zie recept)

1 theelepel Smoky Seasoning (zie recept)

½ theelepel fijngeraspte limoenschil

12 blaadjes kropsla

1 rijpe avocado, gehalveerd, ontpit, geschild en in dunne plakjes gesneden

1 kop gehakte tomaat

¼ kopje geknipte verse koriander

1 limoen, in partjes gesneden

1. Ontdooi vis, indien bevroren. Vis spoelen; dep droog met keukenpapier. Vis opzij zetten.

2. Wrijf wat Rucola Pesto aan beide kanten van de vis.

3. Plaats voor een houtskool- of gasgrill de vis op een ingevet rooster direct op middelhoog vuur. Dek af en gril gedurende 4 tot 6 minuten of tot de vis begint te schilferen als hij wordt getest met een vork, halverwege het grillen een keer omdraaien.

4. Roer ondertussen voor Smoky Lime Cream in een kleine kom de Cashew Cream, Smoky Seasoning en limoenschil door elkaar.

5. Breek de vis met een vork in stukjes. Vul butterhead-bladeren met vis, plakjes avocado en tomaat; bestrooi met koriander. Besprenkel taco's met Smoky Lime Cream. Serveer met partjes limoen om over taco's uit te knijpen.

TONG MET AMANDELKORST

VOORBEREIDING: 15 minuten koken: 3 minuten maakt: 2 porties

GEWOON EEN KLEIN BEETJE AMANDELMEELCREËERT EEN MOOIE KORST OP DEZE EXTREEM SNEL KOKENDE GEBAKKEN VIS GESERVEERD MET ROMIGE DILLEMAYONAISE EN EEN SCHEUTJE VERSE CITROEN.

12 ons verse of bevroren tongfilets
1 eetlepel Citroen-Kruidenkruiden (zie recept)
¼ tot ½ theelepel zwarte peper
⅓ kopje amandelmeel
2 tot 3 eetlepels olijfolie
¼ kopje Paleo Mayo (zie recept)
1 theelepel geknipte verse dille
Citroenpartjes

1. Ontdooi vis, indien bevroren. Vis spoelen; dep droog met keukenpapier. Roer in een kleine kom de citroen-kruidenkruiden en peper door elkaar. Smeer beide kanten van de filets in met het kruidenmengsel en druk lichtjes aan om te hechten. Verspreid amandelmeel op een groot bord. Bagger een kant van elke filet in het amandelmeel en druk lichtjes aan om te hechten.

2. Verhit in een grote koekenpan voldoende olie om de pan op middelhoog vuur te bedekken. Voeg vis toe, met de gecoate kanten naar beneden. Kook gedurende 2 minuten. Draai de vis voorzichtig om; kook ongeveer 1 minuut langer of tot de vis begint te schilferen als je hem met een vork test.

3. Roer voor de saus in een kleine kom de Paleo Mayo en dille door elkaar. Serveer vis met saus en partjes citroen.

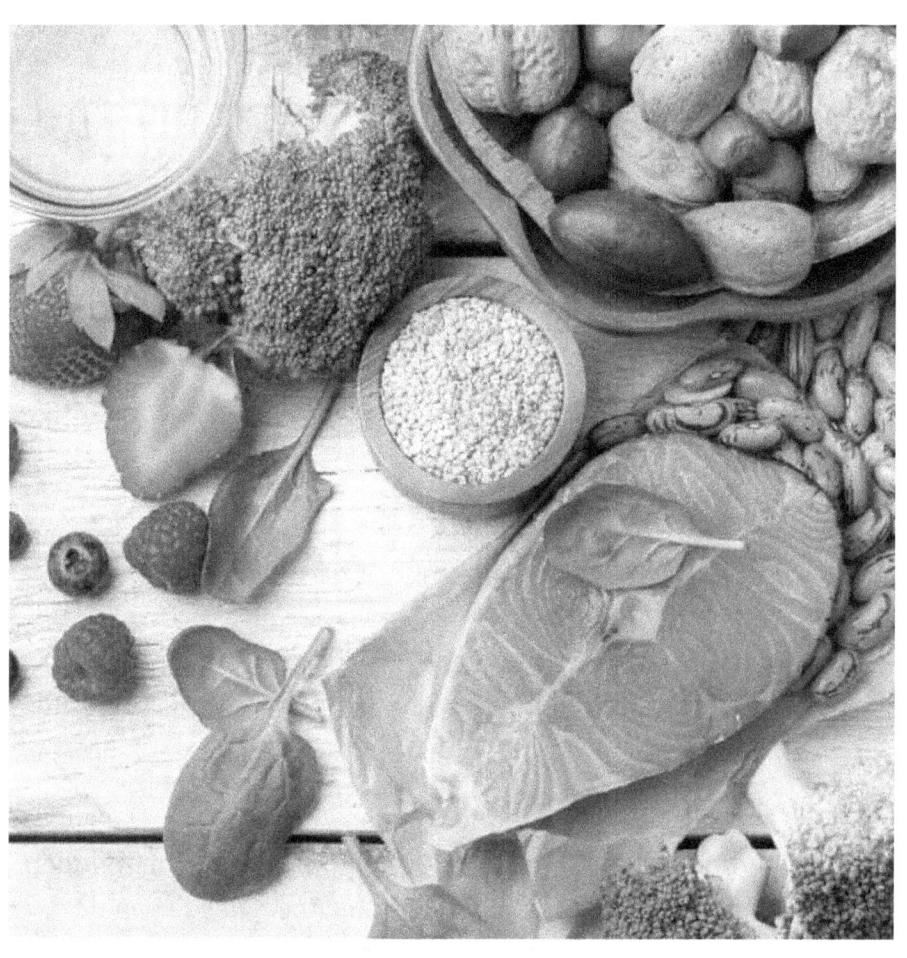

GEGRILDE KABELJAUW- EN COURGETTEPAKKETJES MET PITTIGE MANGO-BASILICUMSAUS

VOORBEREIDING: 20 minuten grill: 6 minuten maakt: 4 porties

1 tot 1½ pond verse of bevroren kabeljauw, ½ tot 1 inch dik

4 24-inch lange stukken 12-inch brede folie

1 middelgrote courgette, in juliennereepjes gesneden

Citroenkruidenkruiden (zie recept)

¼ kopje Chipotle Paleo Mayo (zie recept)

1 à 2 eetlepels gepureerde rijpe mango*

1 eetlepel vers limoen- of citroensap of rijstwijnazijn

2 eetlepels geknipte verse basilicum

1. Ontdooi vis, indien bevroren. Vis spoelen; dep droog met keukenpapier. Snijd de vis in vier porties ter grootte van een portie.

2. Vouw elk stuk folie dubbel om een vierkant van 30 cm met dubbele dikte te maken. Leg een portie vis in het midden van een folievierkant. Garneer met een vierde van de courgette. Bestrooi met citroen-kruidenkruiden. Breng twee tegenovergestelde zijden van folie naar boven en vouw meerdere keren over courgette en vis. Vouw de uiteinden van de folie om. Herhaal dit om nog drie pakketjes te maken. Roer voor saus in een kleine kom Chipotle Paleo Mayo, mango, limoensap en basilicum door elkaar; opzij zetten.

3. Plaats voor een houtskoolgrill of gasgrill de pakketjes op het geoliede grillrooster direct op middelhoog vuur. Dek af en gril gedurende 6 tot 9 minuten of tot de vis begint te

schilferen als hij met een vork wordt getest en de courgette knapperig is (open de verpakking voorzichtig om de gaarheid te testen). Keer de pakketjes niet tijdens het grillen. Bedek elke portie met saus.

*Tip: combineer voor mangopuree in een blender ¼ kopje gehakte mango en 1 eetlepel water. Dek af en mix tot een gladde massa. Voeg eventueel overgebleven gepureerde mango toe aan een smoothie.

IN RIESLING GEPOCHEERDE KABELJAUW MET PESTO GEVULDE TOMATEN

VOORBEREIDING:30 minuten koken: 10 minuten maakt: 4 porties

1 tot 1½ pond verse of bevroren kabeljauwfilets, ongeveer 2,5 cm dik

4 Roma-tomaten

3 eetlepels Basilicum Pesto (zie recept)

¼ theelepel gebarsten zwarte peper

1 kopje droge Riesling of Sauvignon Blanc

1 takje verse tijm of ½ theelepel gedroogde tijm, geplet

1 laurierblad

½ kopje water

2 eetlepels fijngehakte bosui

Citroenpartjes

1. Ontdooi vis, indien bevroren. Tomaten horizontaal doormidden snijden. Schep de zaden en een deel van het vruchtvlees eruit. (Als het nodig is om de tomaat plat te laten liggen, snijd dan een heel dun plakje van het uiteinde en zorg ervoor dat u geen gat in de bodem van de tomaat maakt.) Schep wat pesto in elke tomatenhelft; bestrooi met gebarsten peper; opzij zetten.

2. Vis afspoelen; dep droog met keukenpapier. Snijd de vis in vier stukken. Plaats een stoommandje in een grote koekenpan met een goed sluitend deksel. Voeg ongeveer ½ inch water toe aan de koekenpan. Breng aan de kook; zet het vuur laag tot medium. Voeg de tomaten met de snijkanten naar boven toe aan de mand. Dek af en stoom gedurende 2 tot 3 minuten of tot het is opgewarmd.

3. Tomaten op een bord leggen; deksel om warm te blijven. Haal het stoommandje uit de koekenpan; water weggooien. Voeg wijn, tijm, laurier en het ½ kopje water toe aan de koekenpan. Breng aan de kook; zet het vuur laag tot medium laag. Voeg vis en lente-ui toe. Laat 8 tot 10 minuten sudderen, afgedekt, of tot de vis begint te schilferen als hij met een vork wordt getest.

4. Besprenkel de vis met wat van het pocheervocht. Serveer vis met met pesto gevulde tomaten en partjes citroen.

GEROOSTERDE KABELJAUW MET PISTACHE-KORIANDERKORST OVER GEBROKEN ZOETE AARDAPPELEN

VOORBEREIDING:20 minuten koken: 10 minuten braden: 4 tot 6 minuten per ½-inch dikte maakt: 4 porties

1 tot 1½ pond verse of bevroren kabeljauw

Olijfolie of geraffineerde kokosolie

2 eetlepels gemalen pistachenoten, pecannoten of amandelen

1 eiwit

½ theelepel fijn geraspte citroenschil

1½ pond zoete aardappelen, geschild en in blokjes gesneden

2 teentjes knoflook

1 eetlepel kokosolie

1 eetlepel geraspte verse gember

½ theelepel gemalen komijn

¼ kopje kokosmelk (zoals Nature's Way)

4 theelepels Cilantro Pesto of Basil Pesto (zie recepten)

1. Ontdooi vis, indien bevroren. Verwarm de vleeskuikens voor. Olierek van een vleeskuikenpan. Combineer in een kleine kom gemalen noten, eiwit en citroenschil; opzij zetten.

2. Kook voor de geplette zoete aardappelen in een middelgrote pan de zoete aardappelen en knoflook in voldoende kokend water om ze 10 tot 15 minuten te bedekken of tot ze gaar zijn. Droogleggen; doe de zoete aardappelen en knoflook terug in de pan. Pureer de zoete aardappelen met een aardappelstamper. Roer 1 eetlepel kokosolie, gember en komijn erdoor. Pureer in kokosmelk tot het licht en luchtig is.

3. Vis afspoelen; dep droog met keukenpapier. Snijd de vis in vier stukken en leg ze op het voorbereide onverwarmde rek van een vleeskuikenpan. Stop onder eventuele dunne randen. Bestrijk elk stuk met Cilantro Pesto. Schep het notenmengsel op de pesto en verdeel voorzichtig. Rooster vis 4 inch van het vuur gedurende 4 tot 6 minuten per ½-inch dikte of totdat de vis begint te schilferen wanneer hij wordt getest met een vork, bedek met folie tijdens het braden als de coating begint te branden. Serveer vis met zoete aardappelen.

KABELJAUW VAN ROZEMARIJN EN MANDARIJN MET GEROOSTERDE BROCCOLI

VOORBEREIDING: 15 minuten marineren: tot 30 minuten bakken: 12 minuten maakt: 4 porties

- 1 tot 1½ pond verse of bevroren kabeljauw
- 1 theelepel fijn geraspte mandarijnschil
- ½ kopje vers mandarijn- of sinaasappelsap
- 4 eetlepels olijfolie
- 2 theelepels geknipte verse rozemarijn
- ¼ tot ½ theelepel gebarsten zwarte peper
- 1 theelepel fijn geraspte mandarijnschil
- 3 kopjes broccoliroosjes
- ¼ theelepel gemalen rode peper
- Mandarijnschijfjes, zaadjes verwijderd

1. Verwarm de oven voor op 450°F. Ontdooi vis, indien bevroren. Vis spoelen; dep droog met keukenpapier. Snijd de vis in vier porties ter grootte van een portie. Meet de dikte van de vis. Meng in een ondiepe schaal mandarijnenschil, mandarijnensap, 2 eetlepels olijfolie, rozemarijn en zwarte peper; voeg vis toe. Dek af en marineer in de koelkast gedurende maximaal 30 minuten.

2. Meng in een grote kom de broccoli met de resterende 2 eetlepels olijfolie en de geplette rode paprika. Plaats in een ovenschaal van 2 liter.

3. Bestrijk een ondiepe bakvorm lichtjes met extra olijfolie. Giet de vis af, bewaar de marinade. Leg de vis in de pan en stop hem onder eventuele dunne randen. Zet vis en broccoli in de oven. Bak broccoli gedurende 12 tot 15

minuten of tot ze knapperig zijn en roer halverwege het koken een keer. Bak vis gedurende 4 tot 6 minuten per ½-inch visdikte of tot de vis begint te schilferen wanneer hij met een vork wordt getest.

4. Breng de gereserveerde marinade in een kleine steelpan aan de kook; kook gedurende 2 minuten. Sprenkel de marinade over de gekookte vis. Serveer vis met broccoli en plakjes mandarijn.

CURRY KABELJAUWSLA WRAPS MET INGEMAAKTE RADIJSJES

VOORBEREIDING: 20 minuten staan: 20 minuten koken: 6 minuten maakt: 4 porties FOTO

- 1 pond verse of bevroren kabeljauwfilets
- 6 radijzen, grof gesneden
- 6 tot 7 eetlepels ciderazijn
- ½ theelepel gemalen rode peper
- 2 eetlepels ongeraffineerde kokosolie
- ¼ kopje amandelboter
- 1 teentje knoflook, fijngehakt
- 2 theelepels fijngeraspte gember
- 2 eetlepels olijfolie
- 1½ tot 2 theelepels kerriepoeder zonder zout
- 4 tot 8 kropslablaadjes of bladslablaadjes
- 1 rode paprika, in juliennereepjes gesneden
- 2 eetlepels geknipte verse koriander

1. Ontdooi vis, indien bevroren. Combineer in een middelgrote kom radijsjes, 4 eetlepels azijn en ¼ theelepel gemalen rode peper; laat 20 minuten staan, af en toe roeren.

2. Smelt voor amandelbotersaus in een kleine steelpan de kokosolie op laag vuur. Roer de amandelboter erdoor tot een gladde massa. Roer de knoflook, gember en de resterende ¼ theelepel geplette rode peper erdoor. Haal van het vuur. Voeg de resterende 2 tot 3 eetlepels ciderazijn toe en roer tot een gladde massa; opzij zetten. (Saus wordt iets dikker als azijn wordt toegevoegd.)

3. Vis afspoelen; dep droog met keukenpapier. Verhit de olijfolie en kerriepoeder in een grote koekenpan op middelhoog vuur. Vis toevoegen; kook gedurende 3 tot 6

minuten of tot de vis begint te schilferen als hij met een vork wordt getest, en draai hem halverwege de kooktijd een keer om. Gebruik twee vorken om de vis grof te vlokken.

4. Laat de radijzen uitlekken; gooi de marinade weg. Schep wat van de vis, paprikareepjes, radijsmengsel en amandelbotersaus in elk slablad. Bestrooi met koriander. Wikkel het blad om de vulling. Zet de wraps indien gewenst vast met houten tandenstokers.

GEROOSTERDE SCHELVIS MET CITROEN EN VENKEL

VOORBEREIDING: 25 minuten braden: 50 minuten maakt: 4 porties

SCHELVIS, KOOLVIS EN KABELJAUW HEBBEN ALLEMAAL MILD GEAROMATISEERD STEVIG WIT VRUCHTVLEES. ZE ZIJN IN DE MEESTE RECEPTEN UITWISSELBAAR, ZO OOK IN DIT EENVOUDIGE GERECHT VAN GEBAKKEN VIS EN GROENTEN MET KRUIDEN EN WIJN.

- 4 6-ounce verse of bevroren schelvis-, koolvis- of kabeljauwfilets, ongeveer ½ inch dik
- 1 grote venkelknol, klokhuis verwijderd en in plakjes gesneden, bladeren gereserveerd en fijngehakt
- 4 middelgrote wortels, verticaal doormidden gesneden en in stukken van 2 tot 3 inch lang gesneden
- 1 rode ui, gehalveerd en in plakjes
- 2 teentjes knoflook, fijngehakt
- 1 citroen, in dunne plakjes
- 3 eetlepels olijfolie
- ½ theelepel zwarte peper
- ¾ kopje droge witte wijn
- 2 eetlepels fijngesneden verse peterselie
- 2 eetlepels geknipte verse venkelbladeren
- 2 theelepels fijn geraspte citroenschil

1. Ontdooi vis, indien bevroren. Verwarm de oven voor op 400°F. Combineer venkel, wortelen, ui, knoflook en schijfjes citroen in een rechthoekige ovenschaal van 3 liter. Besprenkel met 2 eetlepels olijfolie en bestrooi met ¼ theelepel peper; gooien om te coaten. Giet wijn in de schaal. Dek de schaal af met folie.

2. Rooster 20 minuten. Ontdekken; roer groentemengsel. Rooster nog 15 tot 20 minuten of tot de groenten knapperig zacht zijn. Roer het groentemengsel. Bestrooi vis met de resterende ¼ theelepel peper; leg de vis op het groentemengsel. Besprenkel met de resterende 1 eetlepel olijfolie. Rooster ongeveer 8 tot 10 minuten of tot de vis begint te schilferen als hij met een vork wordt getest.

3. Combineer peterselie, venkelbladeren en citroenschil in een kleine kom. Verdeel het vis- en groentemengsel over de serveerschalen om te serveren. Lepel pan-sappen over vis en groenten. Bestrooi met peterseliemengsel.

PECAN-CRUSTED SNAPPER MET REMOULADE EN CAJUN-STIJL OKRA EN TOMATEN

VOORBEREIDING:1 uur koken: 10 minuten bakken: 8 minuten maakt: 4 porties

DIT GEZELSCHAPSWAARDIGE VISGERECHTKOST WAT TIJD OM TE MAKEN, MAAR DE RIJKE SMAKEN MAKEN HET DE MOEITE WAARD. DE REMOULADE - EEN SAUS OP BASIS VAN MAYONAISE VERRIJKT MET MOSTERD, CITROEN EN CAJUN-KRUIDEN EN GECONFETTI MET GEHAKTE RODE PAPRIKA, LENTE-UITJES EN PETERSELIE - KAN EEN DAG VAN TEVOREN WORDEN GEMAAKT EN GEKOELD.

- 4 eetlepels olijfolie
- ½ kopje fijngehakte pecannoten
- 2 eetlepels gehakte verse peterselie
- 1 eetlepel gehakte verse tijm
- 2 8-ounce rode snapperfilets, ½ inch dik
- 4 theelepels Cajun Seasoning (zie recept)
- ½ kopje in blokjes gesneden ui
- ½ kopje in blokjes gesneden groene paprika
- ½ kopje in blokjes gesneden bleekselderij
- 1 eetlepel gehakte knoflook
- 1 pond verse okra-peulen, gesneden in 1-inch dikke plakjes (of verse asperges, gesneden in 1-inch lengtes)
- 8 ons druiven- of kerstomaatjes, gehalveerd
- 2 theelepels gehakte verse tijm
- Zwarte peper
- Rémoulade (zie recept, rechts)

1. Verhit in een middelgrote koekenpan 1 eetlepel olijfolie op middelhoog vuur. Voeg de pecannoten toe en rooster

ongeveer 5 minuten of tot ze goudbruin en geurig zijn, onder regelmatig roeren. Doe de pecannoten in een kleine kom en laat afkoelen. Voeg peterselie en tijm toe en zet opzij.

2. Verwarm de oven voor op 400°F. Bekleed een bakplaat met bakpapier of folie. Schik de snapperfilets op de bakplaat, met het vel naar beneden, en besprenkel elk met 1 theelepel Cajun Seasoning. Dep met een deegborstel 2 eetlepels olijfolie op de filets. Verdeel het pecannootmengsel gelijkmatig over de filets en druk de noten voorzichtig op het oppervlak van de vis zodat ze hechten. Bedek indien mogelijk alle blootgestelde delen van de visfilet met noten. Bak de vis 8 tot 10 minuten of tot hij gemakkelijk uit elkaar valt met de punt van een mes.

3. Verhit in een grote koekenpan de resterende 1 eetlepel olijfolie op middelhoog vuur. Voeg ui, paprika, selderij en knoflook toe. Kook en roer gedurende 5 minuten of tot de groenten knapperig zacht zijn. Voeg de gesneden okra (of asperges indien gebruikt) en de tomaten toe; kook gedurende 5 tot 7 minuten of tot okra knapperig is en de tomaten beginnen te splijten. Haal van het vuur en breng op smaak met tijm en zwarte peper. Serveer groenten met snapper en Rémoulade.

Remoulade: In een keukenmachine puls ½ kopje gehakte rode paprika, ¼ kopje gehakte lente-uitjes en 2 eetlepels gehakte verse peterselie fijn. Voeg ¼ kopje Paleo Mayo toe (zie recept), ¼ kopje Dijon-stijl mosterd (zie recept), 1½ theelepel citroensap en ¼ theelepel Cajun Seasoning (zie recept). Puls tot gecombineerd. Doe over in een serveerschaal en zet in de koelkast tot het moment van serveren. (Remoulade kan 1 dag van tevoren worden gemaakt en gekoeld.)

DRAGON TONIJN PASTEITJES MET AVOCADO-CITROEN AÏOLI

VOORBEREIDING: 25 minuten koken: 6 minuten maakt: 4 porties FOTO

SAMEN MET ZALM IS TONIJN ER ÉÉN VAN DE ZELDZAME SOORTEN VIS DIE FIJNGEHAKT KUNNEN WORDEN EN TOT HAMBURGERS KUNNEN WORDEN GEVORMD. PAS OP DAT U DE TONIJN NIET TE LANG IN DE KEUKENMACHINE VERWERKT - TE LANG VERWERKEN MAAKT HEM TAAI.

1 pond verse of bevroren tonijnfilets zonder vel

1 eiwit, licht geklopt

¾ kopje gemalen gouden lijnzaadmeel

1 eetlepel vers geknipte dragon of dille

2 eetlepels geknipte verse bieslook

1 theelepel fijn geraspte citroenschil

2 eetlepels lijnzaadolie, avocado-olie of olijfolie

1 middelgrote avocado, zonder pit

3 eetlepels Paleo Mayo (zie recept)

1 theelepel fijn geraspte citroenschil

2 theelepels vers citroensap

1 teentje knoflook, fijngehakt

4 ons babyspinazie (ongeveer 4 kopjes stevig verpakt)

⅓ kopje geroosterde knoflookvinaigrette (zie recept)

1 Granny Smith-appel, klokhuis verwijderd en in stukjes ter grootte van een lucifer gesneden

¼ kopje gehakte geroosterde walnoten (zie tip)

1. Ontdooi vis, indien bevroren. Vis spoelen; dep droog met keukenpapier. Snijd de vis in stukken van 1½ cm. Plaats vis in een keukenmachine; verwerk met aan/uit pulsen tot fijngehakt. (Pas op dat u niet te veel verwerkt, anders wordt het pasteitje taai.) Leg de vis opzij.

2. Combineer eiwit, ¼ kopje lijnzaadmeel, dragon, bieslook en citroenschil in een middelgrote kom. Vis toevoegen; roer voorzichtig om te combineren. Vorm het vismengsel in vier ½-inch dikke pasteitjes.

3. Plaats de resterende ½ kop lijnzaadmaaltijd in een ondiepe schaal. Doop de pasteitjes in het lijnzaadmengsel en keer ze gelijkmatig om.

4. Verhit olie in een extra grote koekenpan op middelhoog vuur. Kook tonijnpasteitjes in hete olie gedurende 6 tot 8 minuten of tot een direct afleesbare thermometer die horizontaal in de pasteitjes is gestoken, 160 ° F registreert en halverwege de kooktijd een keer draait.

5. Gebruik ondertussen voor de aïoli in een middelgrote kom een vork om de avocado te pureren. Voeg Paleo Mayo, citroenschil, citroensap en knoflook toe. Pureer tot goed gemengd en bijna glad.

6. Doe de spinazie in een middelgrote kom. Besprenkel spinazie met geroosterde knoflookvinaigrette; gooien om te coaten. Leg voor elke portie een tonijnpasteitje en een vierde van de spinazie op een serveerschaal. Top tonijn met wat van de aïoli. Topspinazie met appel en walnoten. Serveer onmiddellijk.

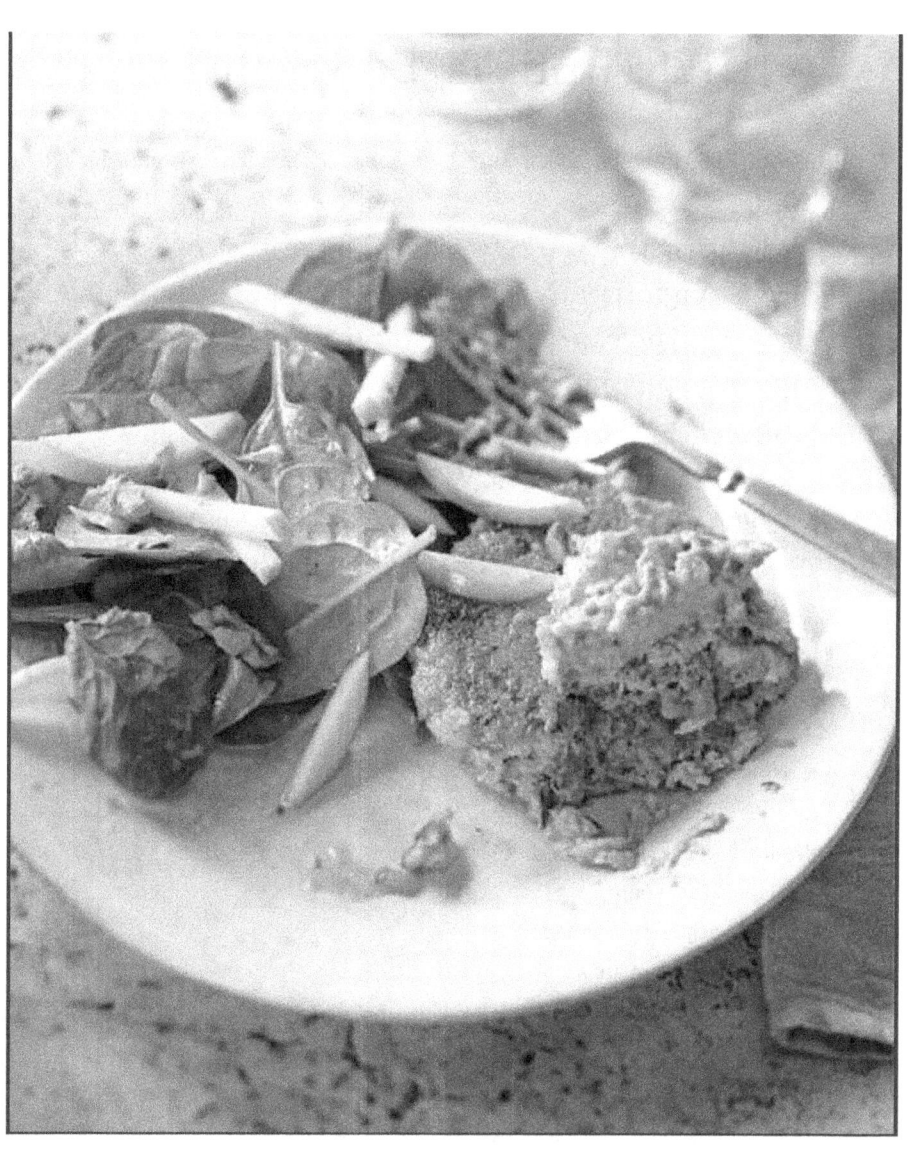

GESTREEPTE BASTAJINE

VOORBEREIDING: 50 minuten chillen: 1 tot 2 uur koken: 22 minuten bakken: 25 minuten
maakt: 4 porties

EEN TAJINE IS DE NAAM VANZOWEL EEN SOORT NOORD-AFRIKAANS GERECHT (EEN SOORT STOOFPOT) ALS DE KEGELVORMIGE POT WAARIN HET WORDT GEKOOKT. ALS JE ER GEEN HEBT, WERKT EEN AFGEDEKTE KOEKENPAN PRIMA. CHERMOULA IS EEN DIKKE NOORD-AFRIKAANSE KRUIDENPASTA DIE MEESTAL WORDT GEBRUIKT ALS MARINADE VOOR VIS. SERVEER DIT KLEURRIJKE VISGERECHT MET EEN PUREE VAN ZOETE AARDAPPEL OF BLOEMKOOL.

- 4 6-ounce verse of bevroren gestreepte zeebaars of heilbotfilets, met vel
- 1 bosje koriander, gehakt
- 1 theelepel fijn geraspte citroenschil (opzij zetten)
- ¼ kopje vers citroensap
- 4 eetlepels olijfolie
- 5 teentjes knoflook, fijngehakt
- 4 theelepels gemalen komijn
- 2 theelepels zoete paprika
- 1 theelepel gemalen koriander
- ¼ theelepel gemalen anijs
- 1 grote ui, geschild, gehalveerd en in dunne plakjes gesneden
- 1 15-ounce blik zonder zout toegevoegde in vuur geroosterde tomatenblokjes, ongedraineerd
- ½ kopje kippenbotbouillon (zie recept) of kippenbouillon zonder zout
- 1 grote gele paprika, ontpit en in reepjes van ½ cm gesneden
- 1 grote oranje paprika, ontpit en in reepjes van ½ inch gesneden

1. Ontdooi vis, indien bevroren. Vis spoelen; dep droog met keukenpapier. Leg de visfilets in een ondiepe, niet-metalen ovenschaal. Vis opzij zetten.

2. Combineer voor chermoula in een blender of kleine keukenmachine koriander, citroensap, 2 eetlepels olijfolie, 4 teentjes fijngehakte knoflook, de komijn, paprika, koriander en anijs. Dek af en verwerk tot een gladde massa.

3. Schep de helft van de chermoula over de vis en draai de vis om zodat beide kanten bedekt zijn. Dek af en zet 1 tot 2 uur in de koelkast. Bedek de resterende chermoula; laat op kamertemperatuur staan tot het nodig is.

4. Verwarm de oven voor op 325°F. Verhit in een grote koekenpan in de oven de resterende 2 eetlepels olie op middelhoog vuur. Voeg ui toe; kook en roer gedurende 4 tot 5 minuten of tot ze gaar zijn. Roer de resterende 1 teentje gehakte knoflook erdoor; kook en roer gedurende 1 minuut. Voeg gereserveerde chermoula, tomaten, kippenbottenbouillon, paprikareepjes en citroenschil toe. Breng aan de kook; verminder hitte. Sudderen, onafgedekt, gedurende 15 minuten. Breng het mengsel desgewenst over in de tajine; top met vis en eventueel overgebleven chermoula van het gerecht. Omslag; bak gedurende 25 minuten. Serveer onmiddellijk.

HEILBOT IN KNOFLOOK-GARNALENSAUS MET SOFFRITO COLLARD GROENEN

VOORBEREIDING: 30 minuten koken: 19 minuten maakt: 4 porties

ER ZIJN VERSCHILLENDE BRONNEN EN SOORTEN HEILBOT, EN ZE KUNNEN VAN ENORM VERSCHILLENDE KWALITEIT ZIJN - EN ONDER ZEER VERSCHILLENDE OMSTANDIGHEDEN WORDEN GEVIST. DE DUURZAAMHEID VAN DE VIS, DE OMGEVING WAARIN HIJ LEEFT EN DE OMSTANDIGHEDEN WAARONDER HIJ WORDT GEKWEEKT/GEVIST ZIJN ALLEMAAL FACTOREN DIE BEPALEN WELKE VIS EEN GOEDE KEUZE IS VOOR CONSUMPTIE. BEZOEK DE MONTEREY BAY AQUARIUM-WEBSITE (WWW.SEAFOODWATCH.ORG) VOOR DE MEEST RECENTE INFORMATIE OVER WELKE VISSEN JE WEL EN NIET MAG ETEN.

- 4 6-ounce verse of bevroren heilbotfilets, ongeveer 2,5 cm dik
- Zwarte peper
- 6 eetlepels extra vergine olijfolie
- ½ kopje fijngehakte ui
- ¼ kopje in blokjes gesneden rode paprika
- 2 teentjes knoflook, fijngehakt
- ¾ theelepel gerookte Spaanse paprika
- ½ theelepel gehakte verse oregano
- 4 kopjes boerenkool, gesteeld, gesneden in ¼-inch dikke linten (ongeveer 12 ons)
- ⅓ kopje water
- 8 ons middelgrote garnalen, gepeld, ontdarmd en grof gehakt
- 4 teentjes knoflook, dun gesneden
- ¼ tot ½ theelepel gemalen rode peper
- ⅓ kopje droge sherry
- 2 eetlepels citroensap

¼ kopje gehakte verse peterselie

1. Ontdooi vis, indien bevroren. Vis spoelen; dep droog met keukenpapier. Vis bestrooien met peper. Verhit in een grote koekenpan 2 eetlepels olijfolie op middelhoog vuur. Voeg de filets toe; kook gedurende 10 minuten of tot ze goudbruin zijn en visvlokken als je ze met een vork test, draai ze halverwege het koken een keer om. Breng de vis over naar een schaal en tent met folie om warm te blijven.

2. Verhit ondertussen in een andere grote koekenpan 1 eetlepel olijfolie op middelhoog vuur. Voeg ui, paprika, 2 teentjes gehakte knoflook, paprika en oregano toe; kook en roer gedurende 3 tot 5 minuten of tot ze gaar zijn. Roer de boerenkool en het water erdoor. Dek af en kook gedurende 3 tot 4 minuten of tot de vloeistof is verdampt en de groenten zacht zijn, af en toe roeren. Dek af en houd warm tot het moment van serveren.

3. Voeg voor garnalensaus de resterende 3 eetlepels olijfolie toe aan de koekenpan die wordt gebruikt voor het koken van de vis. Voeg de garnalen, 4 teentjes gesneden knoflook en geplette rode peper toe. Kook en roer gedurende 2 tot 3 minuten of tot de knoflook net goudbruin begint te worden. Voeg de garnalen toe; kook 2 tot 3 minuten tot de garnalen stevig en roze zijn. Roer de sherry en het citroensap erdoor. Kook 1 tot 2 minuten of tot het iets is ingekookt. Roer de peterselie erdoor.

4. Verdeel de garnalensaus over de heilbotfilets. Serveer met groenten.

BOUILLABAISSE VAN ZEEVRUCHTEN

BEGIN TOT EIND: 1¾ UUR MAAKT: 4 PORTIES

NET ALS DE ITALIAANSE CIOPPINO, DEZE FRANSE STOOFSCHOTEL MET ZEEVRUCHTENVAN VIS EN SCHAALDIEREN LIJKT EEN STAALKAART TE ZIJN VAN DE VANGST VAN DE DAG DIE IN EEN POT MET KNOFLOOK, UIEN, TOMATEN EN WIJN WORDT GEGOOID. DE ONDERSCHEIDENDE SMAAK VAN BOUILLABAISSE IS ECHTER DE SMAAKCOMBINATIE VAN SAFFRAAN, VENKEL EN SINAASAPPELSCHIL.

- 1 pond verse of bevroren heilbotfilet zonder vel, in stukjes van 1 inch gesneden
- 4 eetlepels olijfolie
- 2 kopjes gehakte uien
- 4 teentjes knoflook, geplet
- 1 kop venkel, klokhuis verwijderd en fijngehakt
- 6 Roma-tomaten, in stukjes
- ¾ kopje kippenbotbouillon (zie recept) of kippenbouillon zonder zout
- ¼ kopje droge witte wijn
- 1 kop fijngehakte ui
- 1 kop venkel, klokhuis verwijderd en fijngehakt
- 6 teentjes knoflook, fijngehakt
- 1 sinaasappel
- 3 roma tomaten, fijngehakt
- 4 saffraandraden
- 1 eetlepel geknipte verse oregano
- 1 pond kleine kokkels, geschrobd en gespoeld
- 1 pond mosselen, baard verwijderd, geschrobd en gespoeld (zie tip)
- Geknipte verse oregano (optioneel)

1. Ontdooi heilbot, indien bevroren. Vis spoelen; dep droog met keukenpapier. Vis opzij zetten.

2. Verhit in een Nederlandse oven van 6 tot 8 liter 2 eetlepels olijfolie op middelhoog vuur. Voeg 2 kopjes gehakte uien, 1 kop gehakte venkel en 4 teentjes geplette knoflook toe aan de pot. Kook gedurende 7 tot 9 minuten of tot de ui zacht is, af en toe roeren. Voeg 6 tomatenblokjes en 1 kop fijngehakte venkel toe; kook nog 4 minuten. Voeg kippenbotbouillon en witte wijn toe aan de pot; laat 5 minuten sudderen; enigszins afkoelen. Doe het groentemengsel in een blender of keukenmachine. Dek af en mix of verwerk tot een gladde massa; opzij zetten.

3. Verhit in dezelfde braadpan de resterende 1 eetlepel olijfolie op middelhoog vuur. Voeg 1 kop fijngehakte ui, 1 kop fijngehakte venkel en 6 teentjes gehakte knoflook toe. Kook op middelhoog vuur 5 tot 7 minuten of tot bijna gaar, onder regelmatig roeren.

4. Verwijder met een dunschiller de schil van de sinaasappel in brede reepjes; opzij zetten. Voeg het gepureerde groentemengsel, 3 gehakte tomaten, saffraan, oregano en sinaasappelschilreepjes toe aan de braadpan. Breng aan de kook; zet het vuur lager om te blijven sudderen. Voeg kokkels, mosselen en vis toe; roer voorzichtig om de vis met saus te bedekken. Pas de warmte zo nodig aan om te laten sudderen. Dek af en laat 3 tot 5 minuten zachtjes sudderen tot de mosselen en venusschelpen opengaan en de vis begint te schilferen als je hem met een vork proeft. Schep in ondiepe kommen om te serveren. Bestrooi eventueel met extra oregano.

KLASSIEKE GARNALEN CEVICHE

VOORBEREIDING: 20 minuten koken: 2 minuten chillen: 1 uur laten staan: 30 minuten maakt: 3 tot 4 porties

DIT LATIJNS-AMERIKAANSE GERECHT IS EEN EXPLOSIEVAN SMAKEN EN TEXTUREN. KNAPPERIGE KOMKOMMER EN SELDERIJ, ROMIGE AVOCADO, HETE EN PITTIGE JALAPEÑOS EN DELICATE, ZOETE GARNALEN VERMENGEN ZICH MET LIMOENSAP EN OLIJFOLIE. IN TRADITIONELE CEVICHE "KOOKT" HET ZUUR IN HET LIMOENSAP DE GARNALEN - MAAR EEN SNELLE DUIK IN KOKEND WATER LAAT NIETS AAN HET TOEVAL OVER, VEILIGHEID - EN DOET GEEN AFBREUK AAN DE SMAAK OF TEXTUUR VAN DE GARNAAL.

- 1 pond verse of bevroren middelgrote garnalen, gepeld en ontdarmd, staarten verwijderd
- ½ komkommer, geschild, ontpit en in stukjes gesneden
- 1 kopje gehakte selderij
- ½ kleine rode ui, gesnipperd
- 1 tot 2 jalapeños, zonder zaadjes en fijngehakt (zie*tip*)
- ½ kopje vers limoensap
- 2 romatomaten, in blokjes
- 1 avocado, gehalveerd, ontpit, geschild en in blokjes gesneden
- ¼ kopje geknipte verse koriander
- 3 eetlepels olijfolie
- ½ theelepel zwarte peper

1. Ontdooi garnalen, indien bevroren. Garnalen schillen en verwijderen; staarten verwijderen. Garnalen spoelen; dep droog met keukenpapier.

2. Vul een grote pan voor de helft met water. Breng aan de kook. Voeg garnalen toe aan kokend water. Kook,

onafgedekt, gedurende 1 tot 2 minuten of totdat de garnalen ondoorzichtig worden; droogleggen. Laat de garnalen onder koud water lopen en laat ze weer uitlekken. Dobbel garnalen.

3. Combineer garnalen, komkommer, selderij, ui, jalapeños en limoensap in een extra grote niet-reactieve kom. Dek af en zet 1 uur in de koelkast, een of twee keer roeren.

4. Roer de tomaten, avocado, koriander, olijfolie en zwarte peper erdoor. Dek af en laat 30 minuten bij kamertemperatuur staan. Roer voorzichtig voor het opdienen.

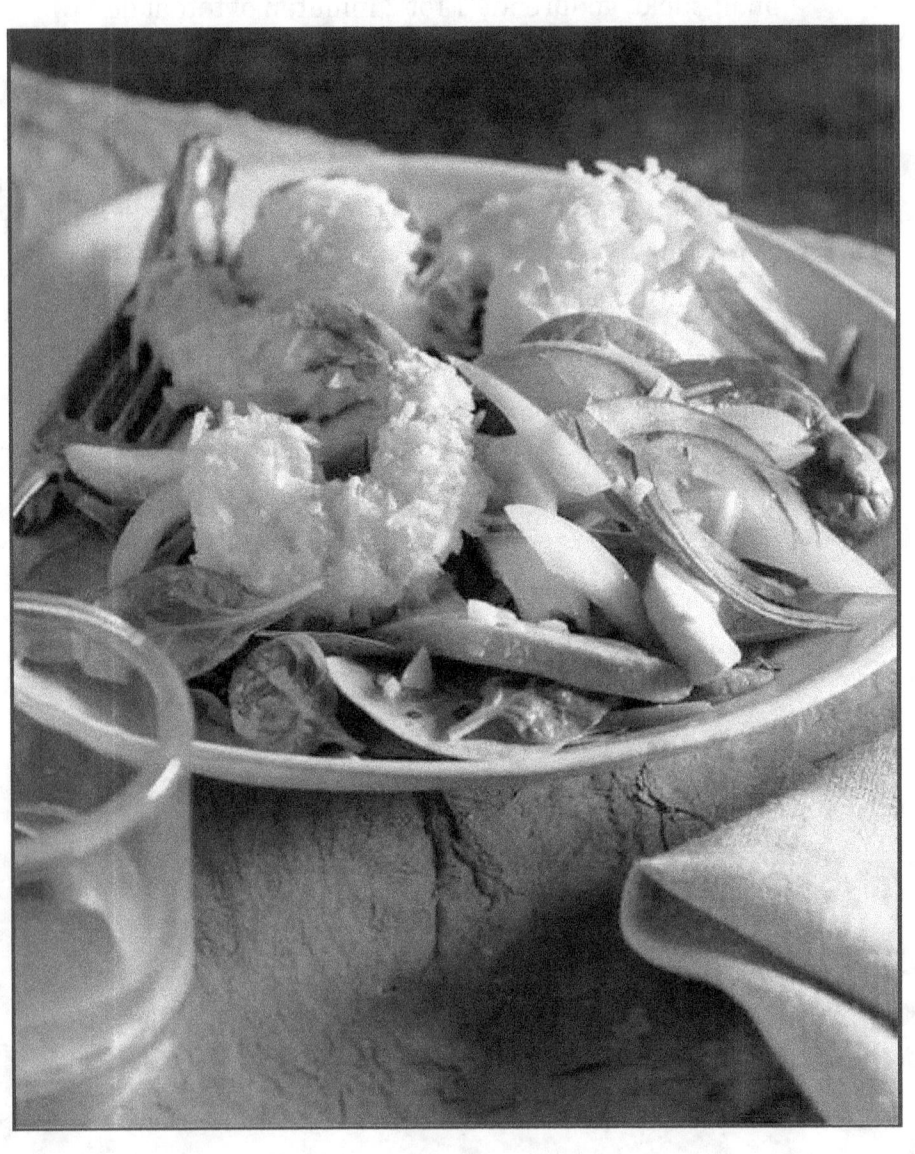

KOKOSNOOT-CRUSTED GARNALEN EN SPINAZIE SALADE

VOORBEREIDING: 25 minuten bakken: 8 minuten maakt: 4 porties<u>FOTO</u>

COMMERCIEEL GEPRODUCEERDE BLIKKEN SPRAY-OLIJFOLIEKAN GRAANALCOHOL, LECITHINE EN DRIJFGAS BEVATTEN - GEEN GEWELDIGE MIX ALS JE PUUR, ECHT VOEDSEL PROBEERT TE ETEN EN GRANEN, ONGEZONDE VETTEN, PEULVRUCHTEN EN ZUIVELPRODUCTEN WILT VERMIJDEN. EEN OLIEMAN GEBRUIKT ALLEEN LUCHT OM DE OLIE IN EEN FIJNE STRAAL TE STUWEN - PERFECT VOOR HET LICHT COATEN VAN GARNALEN MET KOKOSKORST VOOR HET BAKKEN.

- 1½ pond verse of bevroren extra grote garnalen in schelpen
- Misto spuitfles gevuld met extra vierge olijfolie
- 2 eieren
- ¾ kopje ongezoete vlokken of geraspte kokosnoot
- ¾ kopje amandelmeel
- ½ kopje avocado-olie of olijfolie
- 3 eetlepels vers citroensap
- 2 eetlepels vers limoensap
- 2 kleine teentjes knoflook, fijngehakt
- ⅛ tot ¼ theelepel geplette rode peper
- 8 kopjes verse babyspinazie
- 1 middelgrote avocado, gehalveerd, ontpit, geschild en in dunne plakjes gesneden
- 1 kleine oranje of gele paprika, in dunne hapklare reepjes gesneden
- ½ kopje gesnipperde rode ui

1. Ontdooi garnalen, indien bevroren. Schil en ontdarm de garnalen, laat de staarten intact. Garnalen spoelen; dep droog met keukenpapier. Verwarm de oven voor op 450°F. Bekleed een grote bakplaat met folie; bedek de

folie licht met olie die uit de Misto-fles is gespoten; opzij zetten.

2. Klop in een ondiepe schaal eieren los met een vork. Combineer in een andere ondiepe schaal kokos- en amandelmeel. Dompel de garnalen in eieren en draai ze om. Doop in het kokosmengsel, druk aan om te coaten (laat de staarten ongecoat). Leg de garnalen in een enkele laag op de voorbereide bakplaat. Smeer de toppen van de garnalen in met olie die uit de Misto-fles is gespoten.

3. Bak 8 tot 10 minuten of tot de garnalen ondoorzichtig zijn en de coating lichtbruin is.

4. Meng ondertussen voor de dressing avocado-olie, citroensap, limoensap, knoflook en geplette rode peper in een kleine pot met schroefdeksel. Dek af en schud goed.

5. Verdeel voor salades spinazie over vier serveerschalen. Top met avocado, paprika, rode ui en de garnalen. Besprenkel met dressing en serveer direct.

TROPISCHE GARNALEN EN JACOBSSCHELP CEVICHE

VOORBEREIDING: 20 minuten marineren: 30 tot 60 minuten maakt: 4 tot 6 porties

KOELE EN LICHTE CEVICHE MAAKT EEN GEWELDIGE MAALTIJDVOOR EEN HETE ZOMERAVOND. MET MELOEN, MANGO, SERRANO CHILIPEPERS, VENKEL EN MANGO-LIMOEN SLADRESSING (ZIE<u>RECEPT</u>), DIT IS EEN ZOETE VERSIE VAN HET ORIGINEEL.

- 1 pond verse of bevroren sint-jakobsschelpen
- 1 pond verse of bevroren grote garnalen
- 2 kopjes in blokjes gesneden honingmeloen
- 2 middelgrote mango's, ontpit, geschild en in stukjes gesneden (ongeveer 2 kopjes)
- 1 kop venkel, bijgesneden, in vieren gesneden, klokhuis verwijderd en in dunne plakjes gesneden
- 1 middelgrote rode paprika, gehakt (ongeveer ¾ kopje)
- 1 tot 2 serranopepers, indien gewenst zonder zaadjes en in dunne plakjes gesneden (zie<u>tip</u>)
- ½ kopje licht verpakte verse koriander, gehakt
- 1 recept Mango-Limoen Saladedressing (zie<u>recept</u>)

1. Ontdooi sint-jakobsschelpen en garnalen, indien bevroren. Snij de sint-jakobsschelpen horizontaal doormidden. Garnalen schillen, darmen verwijderen en horizontaal doormidden snijden. Spoel sint-jakobsschelpen en garnalen af; dep droog met keukenpapier. Vul een grote pan voor driekwart met water. Breng aan de kook. Voeg garnalen en sint-jakobsschelpen toe; kook gedurende 3 tot 4 minuten of tot garnalen en sint-jakobsschelpen ondoorzichtig zijn; giet af en spoel af met koud water om snel af te koelen. Laat goed uitlekken en zet opzij.

2. Combineer meloen, mango's, venkel, paprika, serranopepers en koriander in een extra grote kom. Voeg mango-limoen saladedressing toe; gooi voorzichtig om te coaten. Roer voorzichtig gekookte garnalen en sint-jakobsschelpen erdoor. Marineer in de koelkast gedurende 30 tot 60 minuten voor het opdienen.

JAMAICAANSE GEMARINEERDE GARNALEN MET AVOCADO-OLIE

BEGIN TOT EINDE:20 minuten maakt: 4 porties

MET EEN TOTALE TO-THE-TABLE TIJD VAN 20 MINUTEN,DIT GERECHT BIEDT NOG EEN EXTRA REDEN OM THUIS EEN GEZONDE MAALTIJD TE ETEN, ZELFS OP DE DRUKSTE AVONDEN.

1 pond verse of bevroren middelgrote garnalen
1 kop gehakte, geschilde mango (1 medium)
⅓ kopje dun gesneden rode ui gesneden
¼ kopje geknipte verse koriander
1 eetlepel vers limoensap
2 tot 3 eetlepels Jamaican Jerk Seasoning (zie recept)
1 eetlepel extra vergine olijfolie
2 eetlepels avocado-olie

1. Ontdooi garnalen, indien bevroren. Roer in een middelgrote kom mango, ui, koriander en limoensap door elkaar.

2. Garnalen schillen en verwijderen. Garnalen spoelen; dep droog met keukenpapier. Doe de garnalen in een middelgrote kom. Bestrooi met Jamaicaanse Jerk-kruiden; gooi om garnalen aan alle kanten te coaten.

3. Verhit olijfolie in een grote koekenpan met anti-aanbaklaag op middelhoog vuur. Garnalen toevoegen; kook en roer ongeveer 4 minuten of tot het ondoorzichtig is. Besprenkel de garnalen met avocado-olie en serveer met het mangomengsel.

GARNALEN SCAMPI MET VERWELKTE SPINAZIE EN RADICCHIO

VOORBEREIDING: 15 minuten koken: 8 minuten maakt: 3 porties

"SCAMPI" VERWIJST NAAR EEN KLASSIEK RESTAURANTGERECHT VAN GROTE GARNALEN GEBAKKEN OF GEROOSTERD MET BOTER EN VEEL KNOFLOOK EN CITROEN. DEZE PITTIGE OLIJFOLIEVERSIE IS PALEO-GOEDGEKEURD - EN QUA VOEDINGSWAARDE OPGEVOERD MET EEN SNELLE SAUTÉ VAN RADICCHIO EN SPINAZIE.

- 1 pond verse of bevroren grote garnalen
- 4 eetlepels extra vergine olijfolie
- 6 teentjes knoflook, fijngehakt
- ½ theelepel zwarte peper
- ¼ kopje droge witte wijn
- ½ kopje geknipte verse peterselie
- ½ radicchio, klokhuis verwijderd en in dunne plakjes gesneden
- ½ theelepel gemalen rode peper
- 9 kopjes babyspinazie
- Citroenpartjes

1. Ontdooi garnalen, indien bevroren. Schil en ontdarm de garnalen, laat de staarten intact. Verhit in een grote koekenpan 2 eetlepels olijfolie op middelhoog vuur. Voeg garnalen, 4 teentjes gehakte knoflook en zwarte peper toe. Kook en roer ongeveer 3 minuten of tot de garnalen ondoorzichtig zijn. Doe het garnalenmengsel in een kom.

2. Voeg witte wijn toe aan de koekenpan. Kook, roer om los te maken van alle gebruinde knoflook van de bodem van de koekenpan. Giet wijn over garnalen; gooi om te

combineren. Roer de peterselie erdoor. Bedek losjes met folie om warm te blijven; opzij zetten.

3. Voeg de resterende 2 eetlepels olijfolie, de resterende 2 teentjes fijngehakte knoflook, de radicchio en geplette rode peper toe aan de koekenpan. Kook en roer op middelhoog vuur gedurende 3 minuten of tot radicchio net begint te slinken. Roer voorzichtig de spinazie erdoor; kook en roer nog 1 tot 2 minuten of tot spinazie net geslonken is.

4. Om te serveren, verdeel het spinaziemengsel over drie serveerschalen; top met garnalenmengsel. Serveer met partjes citroen om over garnalen en groenten uit te knijpen.

KRABSALADE MET AVOCADO, GRAPEFRUIT EN JICAMA

BEGIN TOT EINDE: 30 minuten maakt: 4 porties

JUMBO BROK OF BACKFIN KRABVLEES IS HET BESTE VOOR DEZE SALADE. JUMBO FORFAITAIR KRABVLEES BESTAAT UIT GROTE STUKKEN DIE GOED WERKEN IN SALADES. BACKFIN IS EEN MIX VAN GEBROKEN STUKJES JUMBO FORFAITAIR KRABVLEES EN KLEINERE STUKJES KRABVLEES UIT HET LICHAAM VAN DE KRAB. HOEWEL KLEINER DAN DE JUMBO-KLOMPKRAB, WERKT BACKFIN PRIMA. VERS IS NATUURLIJK HET LEKKERST, MAAR ONTDOOIDE DIEPVRIESKRAB IS OOK EEN PRIMA OPTIE.

6 kopjes babyspinazie

½ middelgrote jicama, geschild en in julienne gesneden*

2 roze of robijnrode grapefruit, geschild, ontpit en in partjes gesneden**

2 kleine avocado's, gehalveerd

1 pond jumbo forfaitaire of backfin krabvlees

Basilicum-Grapefruitdressing (zie recept rechts)

1. Verdeel spinazie over vier serveerschalen. Top met jicama, grapefruitpartjes en eventueel opgehoopt sap, avocado's en krabvlees. Besprenkel met basilicum-grapefruitdressing.

Basil-Grapefruit Dressing: combineer in een pot met schroefdeksel ⅓ kopje extra vierge olijfolie; ¼ kopje vers grapefruitsap; 2 eetlepels vers sinaasappelsap; ½ kleine sjalot, fijngehakt; 2 eetlepels fijngesneden verse basilicum; ¼ theelepel gemalen rode peper; en ¼ theelepel zwarte peper. Dek af en schud goed.

*Tip: een julienneschiller snijdt de jicama snel in dunne reepjes.

**Tip: om grapefruit in plakjes te snijden, snijdt u een plakje van het steeluiteinde en de onderkant van de vrucht. Zet hem rechtop op een werkvlak. Snijd het fruit in secties van boven naar beneden, volg de ronde vorm van het fruit, om de schil in reepjes te verwijderen. Houd het fruit boven een kom en snijd met een schilmesje naar het midden van het fruit aan de zijkanten van elk segment om het los te maken van het merg. Leg de segmenten in een kom met eventueel opgehoopt sap. Gooi merg weg.

CAJUN LOBSTER TAIL KOOK MET DRAGON AÏOLI

VOORBEREIDING: 20 minuten koken: 30 minuten maakt: 4 porties FOTO

VOOR EEN ROMANTISCH DINER VOOR TWEE, DIT RECEPT IS GEMAKKELIJK DOORMIDDEN TE SNIJDEN. GEBRUIK EEN ZEER SCHERPE KEUKENSCHAAR OM DE SCHAAL VAN DE KREEFTENSTAARTEN OPEN TE SNIJDEN EN BIJ HET RIJKELIJK GEAROMATISEERDE VLEES TE KOMEN.

2 recepten Cajun Kruiden (zie recept)

12 teentjes knoflook, gepeld en gehalveerd

2 citroenen, gehalveerd

2 grote wortelen, geschild

2 stengels bleekselderij, geschild

2 venkelknollen, in dunne partjes gesneden

1 pond hele champignons

4 7- tot 8-ounce Maine-kreeftenstaarten

4 8-inch bamboespiesjes

½ kopje Paleo Aïoli (Knoflook Mayo) (zie recept)

¼ kopje Dijon-stijl mosterd (zie recept)

2 eetlepels geknipte verse dragon of peterselie

1. Combineer in een soeppan van 8 liter 6 kopjes water, Cajun-kruiden, knoflook en citroenen. Breng aan de kook; kook gedurende 5 minuten. Zet het vuur lager om de vloeistof aan de kook te houden.

2. Snijd de wortel en bleekselderij kruiselings in vier stukken. Voeg wortels, selderij en venkel toe aan de vloeistof. Dek af en kook gedurende 10 minuten. Champignons toevoegen; dek af en kook gedurende 5 minuten. Breng

groenten met een schuimspaan over in een serveerschaal; blijf warm.

3. Begin bij het lichaamsuiteinde van elke kreeftenstaart en schuif een spies tussen het vlees en de schaal, bijna helemaal door het staartuiteinde. (Dit voorkomt dat de staart gaat krullen tijdens het koken.) Zet het vuur lager. Kook kreeftenstaarten in de nauwelijks sudderende vloeistof in de pan gedurende 8 tot 12 minuten of tot de schelpen helderrood worden en het vlees zacht is als je er met een vork in prikt. Haal de kreeft uit het kookvocht. Gebruik een theedoek om de kreeftenstaarten vast te houden en verwijder de spiesen en gooi ze weg.

4. Roer in een kleine kom de Paleo Aïoli, de mosterd in Dijon-stijl en de dragon door elkaar. Serveer met de kreeft en groenten.

MOSSELEN FRITES MET SAFFRAAN AÏOLI

BEGIN TOT EIND: 1¼ UUR MAAKT: 4 PORTIES

DIT IS EEN PALEOVERSIE VAN DE FRANSE KLASSIEKER VAN MOSSELEN GESTOOMD IN WITTE WIJN EN KRUIDEN EN GESERVEERD MET DUNNE EN KROKANTE FRITES VAN WITTE AARDAPPELEN. GOOI ALLE MOSSELEN WEG DIE NIET SLUITEN VOORDAT ZE GAAR ZIJN - EN ALLE MOSSELEN DIE NIET OPENGAAN NADAT ZE GAAR ZIJN.

FRITES VAN PASTINAAK

- 1½ pond pastinaak, geschild en in julienne van 3×¼ inch gesneden
- 3 eetlepels olijfolie
- 2 teentjes knoflook, fijngehakt
- ¼ theelepel zwarte peper
- ⅛ theelepel cayennepeper

SAFFRAAN AÏOLI

- ⅓ kopje Paleo Aïoli (Knoflook Mayo) (zie recept)
- ⅛ theelepel saffraandraadjes, voorzichtig geplet

MOSSELEN

- 4 eetlepels olijfolie
- ½ kopje fijngehakte sjalotjes
- 6 teentjes knoflook, fijngehakt
- ¼ theelepel zwarte peper
- 3 kopjes droge witte wijn
- 3 grote takjes platte peterselie
- 4 pond mosselen, schoongemaakt en ontbaard*
- ¼ kopje gehakte verse Italiaanse (platbladige) peterselie
- 2 eetlepels geknipte verse dragon (optioneel)

1. Verwarm voor pastinaakfrites de oven voor op 200°C. Week gesneden pastinaken in voldoende koud water om ze 30 minuten in de koelkast af te dekken; giet af en dep droog met keukenpapier.

2. Bekleed een grote bakplaat met bakpapier. Doe de pastinaak in een extra grote kom. Meng in een kleine kom 3 eetlepels olijfolie, 2 teentjes gehakte knoflook, ¼ theelepel zwarte peper en cayennepeper; besprenkel met pastinaak en gooi om te coaten. Schik de pastinaak in een gelijkmatige laag op de voorbereide bakplaat. Bak gedurende 30 tot 35 minuten of zacht en beginnend bruin te worden, af en toe roeren.

3. Roer voor aïoli in een kleine kom Paleo Aïoli en saffraan door elkaar. Dek af en zet in de koelkast tot het moment van serveren.

4. Verhit ondertussen in een soeppan van 6 tot 8 liter of een braadpan de 4 eetlepels olijfolie op middelhoog vuur. Voeg sjalotten, 6 teentjes knoflook en ¼ theelepel zwarte peper toe; kook ongeveer 2 minuten of tot ze zacht en geslonken zijn, onder regelmatig roeren.

5. Voeg wijn en peterselietakjes toe aan de pot; aan de kook brengen. Voeg de mosselen toe, een paar keer roeren. Dek goed af en stoom gedurende 3 tot 5 minuten of tot de schelpen opengaan, terwijl u twee keer voorzichtig roert. Gooi mosselen die niet opengaan weg.

6. Breng de mosselen met een grote schuimspaan over in ondiepe soepgerechten. Verwijder de takjes peterselie uit het kookvocht en gooi ze weg; giet kookvocht over de

mosselen. Bestrooi met gehakte peterselie en eventueel dragon. Serveer direct met pastinaakfrites en saffraan-aïoli.

*Tip: kook mosselen op de dag van aankoop. Als u in het wild geoogste mosselen gebruikt, laat ze dan 20 minuten weken in een kom met koud water om gruis en zand weg te spoelen. (Dit is niet nodig voor gekweekte mosselen.) Schrob de mosselen één voor één met een harde borstel onder koud stromend water. Ontbaar de mosselen ongeveer 10 tot 15 minuten voor het koken. De baard is het kleine cluster van vezels dat uit de schaal komt. Om de baard te verwijderen, pakt u het touwtje tussen uw duim en wijsvinger en trekt u het naar het scharnier toe. (Deze methode zal de mossel niet doden.) U kunt ook een tang of een vispincet gebruiken. Zorg ervoor dat de schelp van elke mossel goed gesloten is. Als er schelpen open zijn, tik ze dan zachtjes op het aanrecht. Gooi mosselen die niet binnen een paar minuten sluiten weg. Gooi alle mosselen met gebarsten of beschadigde schelpen weg.

www.ingramcontent.com/pod-product-compliance
Lightning Source LLC
Chambersburg PA
CBHW070506120526
44590CB00013B/762